Müller
Die 50 besten Virenkiller

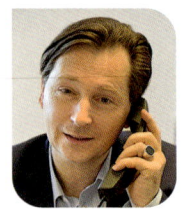

PhDr. Sven-David Müller, MSc., ist studierter und promovierter Naturwissenschaftler. Seine Leidenschaft gilt den Themen Gesunderhaltung, Prävention sowie Ernährungsmedizin und sein Ziel ist es, medizinisch-wissenschaftliche Erkenntnisse verständlich aufzubereiten. Sein Interesse an Medizin und Ernährung wurde seit seiner Jugend durch die eigene Typ-1-Diabetes-Erkrankung maßgeblich geprägt. Nach seinen Ausbildungen zum staatlich anerkannten Diätassistenten und Diabetesberater der Deutschen Diabetes Gesellschaft folgten Studiengänge in der angewandten Ernährungsmedizin und der Gesundheitswissenschaften/Public Health. Seit 30 Jahren ist er in Beratung und Wissenschaft tätig, davon zehn Jahre an der Universitätsklinik Aachen. Als Medizinjournalist hat Sven-David Müller über 200 Sach- sowie Fachbücher geschrieben, die in 14 Sprachen erschienen sind. Für seine Tätigkeit in der Ernährungsaufklärung wurde er mit dem Bundesverdienstkreuz ausgezeichnet, er erhielt er einen Ehrendoktor-Titel und ihm wurde das Ehrenkreuz erster Klasse für Wissenschaft und Kunst der Albert Schweitzer-Gesellschaft verliehen. Sven-David Müller ist Vorsitzender des Deutschen Kompetenzzentrums Gesundheitsförderung und Diätetik. Hauptberuflich arbeitet er beim Leibniz-Institut DSMZ – Deutsche Sammlung von Mikroorganismen und Zellkulturen in Braunschweig.

PhDr. Sven-David Müller

Die 50 besten Virenkiller

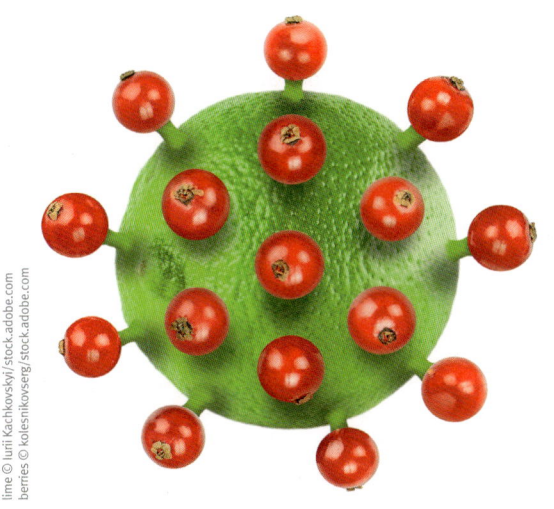

lime © Iurii Kachkovskyi/stock.adobe.com
berries © kolesnikovserg/stock.adobe.com

TRIAS

9 Viren bedrohen unsere Gesundheit

10 Das Immunsystem

17 Was Sie über Viren wissen müssen

23 Die 50 besten Virenkiller

24 Von Masken bis Autogenem Training

26 Ausgewogene Ernährung

28 Viel trinken

29 Vitamine allgemein

31 Vitamin A

32 Vitamin B_6

33 Vitamin B_{12}

35 Vitamin C

37 Vitamin D

39 Folsäure

40 Arginin

42 Glutamin

44 Glycin

45 Beta-Glukan

46 Omega-3-Fettsäuren

47 Sekundäre Pflanzenstoffe

49 Eisen

51 Kupfer

52 Selen

54 Zink

56 Präbiotika

57 Probiotika

60 RNS-Nukleotide

61 Kolostrum

63 Bierhefe

65 Chili

66 Gelée Royale

67 Hagebutte

67 Hühnerei

69 Sanddorn

69 Zistrose

71 Brottrunk

72 Kefir

74 Grüner Tee

75 Lapacho-Tee

76 Viruzide

77 Spermidin

79 Cannabis

80 Normales Gewicht

82 Hygiene

83	Desinfektion	92	Impfen
84	Händewaschen	94	Schlafen
85	Masken/Mund-Nasen-Schutz	95	Entspannung und Stressabbau
87	Distanz	97	Sport und Bewegung
88	Antikörper	**100**	**Der optimale Virenkiller-Tag**
90	Quarantäne		
91	Heilpflanzen		

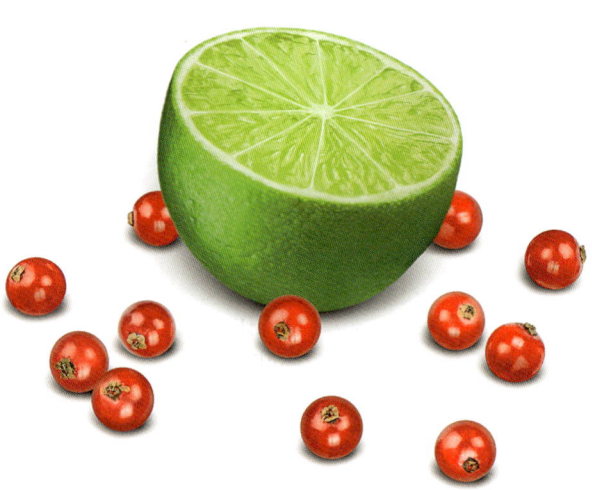

Liebe Leserinnen und Leser,

ich möchte Sie ganz herzlich zum Lesen meines kleinen und praktischen Ratgebers begrüßen. Er beinhaltet vielfältige Informationen, die Ihnen helfen, Ihre Gesundheit zu fördern.

Viren können unsere Gesundheit bedrohen, das haben wir spätestens seit dem Auftreten des neuartigen Coronavirus begriffen. Daher habe ich für Sie die 50 besten Virenkiller zusammengestellt und ihre Wirkungsweise beschrieben. Natürlich ist es nicht möglich, allein durch die Aufnahme von Virenkillern allen virusbedingten Erkrankungen sicher vorzubeugen. Auch eine Behandlung dieser Krankheiten ist allein durch Virenkiller nicht möglich. Aber Virenkiller können Ihre Abwehrkräfte fördern. Wenn Sie ein starkes Abwehrsystem haben, bleiben Sie gesund oder überstehen eine virusbedingte Krankheit einfach besser.

Mit diesem Ratgeber möchte ich Ihnen vermitteln, was Viren sind, was Sie im Rahmen der Corona-Pandemie beachten müssen und wie Sie Ihr Immunsystem stark machen können.

Ich danke dem TRIAS Verlag und der Programmplanerin Uta Spieldiener, mit der ich seit vielen Jahren sehr gut zusammenarbeite, für das in mich gesetzte Vertrauen. Im deutschsprachigen Raum war ich einer der ersten Autoren, der sich intensiv der Corona-Problematik gewidmet hat. Durch meine Arbeit im Corona-Krisenteam des Leibniz-Instituts DSMZ – Deutsche Sammlung von Mikroorganismen und Zellkulturen war ich seit Anfang 2020 bestens mit der Problematik vertraut. Kurz nachdem mein erstes Buch über Corona-Infektionen erschienen war, entstand die Idee für diesen Ratgeber, der alle wichtigen Möglichkeiten aufzeigt, die Abwehrkräfte zu stärken und Viren abzuwehren. Zudem danke ich Lara Opfermann, Ernährungswissenschaftlerin aus Braunschweig, für das Lektorat und Unterstützung.

Wenn Sie Fragen oder Anregungen zu diesem Buch haben, können Sie sich jederzeit an mich wenden. Ich freue mich immer über den Kontakt zu meinen Lesern. In jedem Falle werden wir Anregungen und Kritik in die folgenden Auflagen einbeziehen.

Viel Gesundheit und hervorragende Abwehrkräfte im Kampf gegen Virusinfektionen wünscht Ihnen Ihr

PhDr. Sven-David Müller, MSc.

Viren bedrohen unsere Gesundheit

Das Immunsystem

Unser Körper hat ein ausgeklügeltes System, um uns gesund zu halten oder zu machen. Erfahren Sie mehr über die Hauptaufgaben.

In der Wissenschaft werden kleinste Lebewesen und Daseinsformen als Mikroorganismen bezeichnet. Diese Mikroorganismen, wie Viren, Bakterien, Phagen oder Pilze, umgeben uns von der Geburt bis zum Tod. Milliarden dieser Kleinstlebewesen und Daseinsformen leben in und auf uns. Bei jedem Menschen – immer. Auf der Haut, auf den Schleimhäuten und natürlich im Darm. Viren, Bakterien, Pilze und Co. schwirren aber auch durch die Luft, sind auf praktisch jeder Oberfläche vorhanden, landen auf unserer Haut, unseren Schleimhäuten im Mund, im Rachenraum und der Nase. Besonders viele Mikroorganismen leben in unserem Magen-Darm-Trakt – insbesondere im Dickdarm. Je mehr gesundheitsförderliche Organismen dort angesiedelt sind, desto besser funktioniert unser Körper und desto besser sind wir vor Infektionskrankheiten geschützt. Bei jedem Händedruck, jedem Atemzug, beim Sprechen und auch beim Essen, nehmen wir Viren und Co. auf. Auch in jedem Lebensmittel leben Mikroorganismen. Die allermeisten sind schlicht und ergreifend ungefährlich, extrem viele sogar gesundheitsförderlich. Aber bestimmte – wenn auch nur sehr wenige – Mikroorganismen machen uns krank.

Wenn wir glauben, wir leben in einer sterilen Umwelt, dann liegen wir absolut falsch. Selbst nach der Reinigung mit Desinfektionsmitteln ist nichts vollständig steril, noch nicht mal für eine Millisekunde. Und das ist auch gut so, denn je mehr wir uns um Hygiene bemühen, desto mehr machen wir falsch. Unser Immunsystem braucht nämlich ständig etwas, das es abwehren kann. Es muss sozusagen immer trainiert werden, damit es uns schützen kann. Daher müssen wir unser Immunsystem stets fordern und fördern. Dafür brauchen wir die in diesem Buch beschriebenen Virenkiller: vom Mund-Nasen-Schutz und dem Mineralstoff Zink bis hin zu medizinisch relevanten Probiotika und regelmäßigem Händewaschen mit Seife (30 Sekunden). Sonst schlagen die Viren zu und machen uns krank. Virenkiller machen das Abwehrsystem des Körpers stark, beugen Krankheiten vor oder lassen Krankheiten leichter heilen!

Abwehrkräfte stärken

Wie können wir uns effektiv vor Viren schützen? Durch richtiges Verhalten und natürlich durch die Förderung der Abwehrkräfte.

Der Mensch verfügt über ein kompliziert geregeltes und lernfähiges Immun- oder Abwehrsystem. Das Wort Immun kommt aus dem Lateinischen – immunis bedeutet so viel wie frei oder rein. Das Immunsystem hält uns also frei von Infektionskrankheiten. Es verhindert, dass Krankheitserreger – wie Viren, Bakterien, Pilze oder Parasiten – im menschlichen Körper (zu viel) Schaden anrichten können. Das Immunsystem ist ausgesprochen kompliziert aufgebaut, um den bestmöglichen Schutz zu bieten. Es wird von Organen, Zellen und Molekülen gebildet und lässt sich in zwei Systeme aufteilen: die angeborene Immunantwort (angeborenes Immunsystem) und die adaptive Immunantwort (erworbenes Immunsystem).

Das angeborene Immunsystem wird auch als unspezifisch bezeichnet. Es kann also praktisch gegen alles schützen. Aber eben nicht spezifisch und sicher. Zum unspezifischen Immunsystem zählen unter anderem die mechanischen Barrieren wie die Haut, die Phagozytose, entzündliche Reaktionen, das sogenannte Komplementsystem und Zytokine, wie zum Beispiel Interleukine. Dieses Abwehrsystem ist in unseren Genen verankert.

Das erworbene Immunsystem wird auch als spezifisch bezeichnet. Es entwickelt sich aus der angeborenen Immunabwehr. Im Gegensatz zum unspezifischen Abwehrsystem ist es anpassungsfähig. Es kann Angreifer wie Viren oder Proteine erkennen und Antikörper dagegen bilden. Menschen, die in Städten leben, haben in der Regel weniger Abwehrkräfte aus dem erworbenen Immunsystem als Menschen, die auf dem Land leben. Sie sind von mehr Schmutz, Dreck, Pollen oder Mikroorganismen umgeben. Daher ist die Landbevölkerung in der Regel abwehrstärker als die städtische Bevölkerung. Zum System der adaptiven Immunabwehr gehören eine Vielzahl von Zellen, Substanzen und Mechanismen, die zu den weißen Blutkörperchen (Leukozyten) zählen: Monozyten, Makrophagen (Riesenfresszellen), dendritische Zellen, T-Lymphozyten (u. a. T-Helferzellen), B-Lymphozyten, spezifische Antikörper und Gedächtniszellen.

Darüber hinaus kommt der Darmflora im Rahmen der Infektabwehr eine besondere Bedeutung zu. Das darmassoziierte Immunsystem (GALT) ist sehr wichtig, um in den Körper eingedrungene Erreger erfolgreich abzuwehren. Es umfasst sämtliche Komponenten des Darms, die zum Immunsystem gehören. Wissenschaftliche Studien beweisen, dass beispielsweise SARS-CoV-2 auch über den Magen-Darm-Trakt eindringen kann. Daher sind probiotische Bakterien, die unsere Darmflora abwehrstark im Kampf gegen Viren machen, besonders wichtig.

Die Zellen des Abwehrsystems können über das Blutgefäßsystem und die Lymphbahnen zu allen Bereichen und Zellen des Körpers gelangen. Sie vernichten die Erreger sofort oder führen dazu, dass sie zu anderen Abwehrzellen gelockt werden, die sie dann zerstören.

Wenn die Erreger (Viren, Bakterien und Co.) die zahlreichen Barrieren überwunden haben und in den Körper eingedrungen sind, läuft eine komplizierte Abwehrreaktion an. Wenn der Körper den Erreger bereits einmal kennengelernt hat, reagiert er anders, als wenn er durch einen unbekannten Erreger infiziert worden ist. Bei der Erstinfektion beginnt die Abwehrarbeit meist im angeborenen Immunsystem mit Makrophagen oder dendritischen Zellen. Diese fressen die Erreger einfach auf. Anschließend präsentieren sie die Bruchstücke den Zellen der adaptiven Immunabwehr, also den B- und T-Lymphozyten, die jetzt aktiv in das Geschehen eingreifen können. Sie fressen ebenfalls die Erreger oder Bruchteile davon oder zerstören sie mit der Ausschüttung von aggressiven Stoffen. Andere Zellen bilden Antikörper, die den Erreger unschädlich machen. Nach der ersten Infektion bleiben die Antikörper und Gedächtniszellen erhalten. Bei der zweiten Infektion geht die Bekämpfung dann schneller und besser.

Gegen viele Krankheiten gibt es aber keine Impfungen. Leider wurde auch gegen das neuartige Coronavirus noch kein Impfstoff gefunden. Impfstoffe fallen ja nicht vom Himmel. Es ist aufwendig sie zu entwickeln und die Zulassung kann nur langfristig erfolgen, da Risiken ausgeschlossen werden müssen. Zudem wird es Jahre dauern Milliarden Menschen zu impfen. Nutzen Sie aber auf jeden Fall die bereits vorhandenen Impfmöglichkeiten, um sich vor Krankheiten wie Influenza (Grippe) und bestimmten Virushepatitiden zu schützen.

Mit einer Infektion muss es nicht gleich zur Erkrankung kommen. Das hängt von der Menge der Erreger (bei Viren spricht der Mediziner von Virenlast) und dem Zustand des Immunsystems ab. Ist das Immunsystem nicht optimal ausgebildet, kommt es häufiger zu Infektionen. Je stärker das Immunsystem ist, desto seltener bricht ein grippaler Infekt oder die Grippe und eine COVID-19-Erkrankung mit den typischen Beschwerden aus. Es darf nie vergessen werden, dass seit Jahrzehnten jedes Jahr Hunderttausende an der Grippe sterben und Millionen Menschen mit der Influenzainfektion mehr oder minder schwer erkranken. Im Vergleich zu Influenza ist COVID-19 deutlich gefährlicher und die Todesrate ist sehr viel höher. Zudem kommt es durch eine SARS-CoV-2-Infektion zu extrem vielen Schäden und Folgeschäden des Körpers, die weit über eine Lungenentzündung hinausgehen. Die Folgeschäden reichen von Diabetes mellitus, Veränderungen der Nerven, Impotenz bis zu Schwäche und Herz-Kreislauf-Problemen. Darüberhinaus ist das Coronavirus extrem ansteckend.

Ein starkes Immunsystem ist in der Lage, Viren abzuwehren, die Infektion zu vermeiden, die Virenlast zu senken oder die Heilung zu fördern. Es hindert sie daran, in den Körper einzudringen, oder sorgt dafür, dass sich die Krankheitserreger nicht übermäßig ausbreiten können. Damit sind Sie durch Virenkiller entweder ganz vor einer virusbedingten Erkrankung gefeit oder aber sie verläuft weniger ausgeprägt, geht rascher wieder weg und verläuft weniger stark.

Ob Grippe, COVID-19 oder Virushepatitis: Mit täglich vielen verschiedenen Virenkillern bekommen Sie ein starkes Immunsystem. Bauen Sie sie in Ihren Tagesplan und Ihre Ernährungsweise ein. Und keine Angst – Sie müssen nicht gleich in die Apotheke gehen und ganz viel Geld ausgeben. Der Virenkiller »Händewaschen mit Seife« kostet fast nichts und das Spazierengehen an der Sonne gar nichts. Die meisten Virenkiller bekommen Sie preiswert im Supermarkt. Manche Virenkiller sind aber tatsächlich nur in der Apotheke erhältlich. Sie werden sehen, schon nach wenigen Wochen haben Sie Ihre Abwehrkräfte stark gemacht. Aber wirklich durchgreifende Effekte haben Sie nur, wenn Sie sich ab sofort immer um Ihre Immunkraft kümmern. Nutzen Sie die Vorschläge des optimalen Virenkiller-Tags (Seite 100).

Was Sie über Viren wissen müssen

Nicht alle Viren befallen auch den Menschen. Doch was passiert bei einer Virusinfektion und zu welchen Krankheiten kann das führen?

Wussten Sie, dass Viren eigenständig nichts können? Sie sind einfach nur da – mit ihrer Erbinformation. Sie können sich allein nicht aktiv fortpflanzen. Daher sind sie keine Lebewesen, sondern eine Daseinsform. Sie haben auch keinen eigenen Stoffwechsel. Für die Fortpflanzung benötigen sie einen Wirt.

Natürlich sind auch nicht alle Viren für den Menschen gefährlich. Im Gegenteil: Die meisten sind als Bakteriophagen ein wichtiger Gesunderhalter, denn Bakteriophagen zerstören Bakterien. Aber bestimmte Viren können zu Krankheiten führen. Virusbedingte Erkrankungen sind häufig. Zu den bekanntesten gehören Influenza (Grippe), Erkältungskrankheiten, viele Kinderkrankheiten, Hepatitis A, D und E, Karies und

Mundfäule, Kinderlähmung, Durchfallerkrankungen (Rotaviren oder Adenoviren), FSME, Herpes (genitalis), viele tropische Erkrankungen und natürlich auch HIV sowie die durch das neuartige Coronavirus (SARS-CoV-2) bedingte COVID-19-Erkrankung. Übertragen werden können Viren über verschiedene Wege.

Die Corona-Chronik wiederum ist jung und begann wahrscheinlich 2019. Chinesische Ärzte berichteten von einem neuartigen Coronavirus. Sie schrieben, dass das neue Virus wahrscheinlich von Fledermäusen ausgeht. In jedem Falle ist es natürlich entstanden und nicht im Labor. Und wahrscheinlich passierte es in China. Diese Aussagen sind in einer Studie zu lesen, die im März 2019 in der Fachzeitschrift »Viruses« veröffentlicht wurde. Bereits im Herbst 2019 gab es Hinweise auf eine COVID-19-Krankheitsaktivität in China, stellen Forscher in einer Studie der Harvard Medical School fest. Ende November beziehungsweise Anfang Dezember treten in der chinesischen Stadt Wuhan erste Fälle einer unbekannten Lungenerkrankung auf. Am 31. Dezember 2019 meldet China die Fälle offiziell der Weltgesundheitsorganisation (WHO). Der erste Fall in Deutschland wird am 27. Januar 2020 in Starnberg gemeldet. Im Februar benennt die WHO die neuartige Lungenerkrankung »COVID-19« und das auslösende Virus erhält den Namen SARS-CoV-2. Am 11. März ruft die WHO eine Pandemie aus.

Jetzt ist auch bekannt, dass das Virus weit mehr verursacht als eine Lungenentzündung, die tödlich enden kann. Während zu Beginn der Corona-Pandemie viele

> **KILLER-TIPP**
>
> Warum Singen gefährlich sein kann: Leider ist es gefährlich, ohne Masken zu singen – ob im Chor oder als Solist. Das gilt auch für die Zuhörer, beispielsweise bei Konzerten oder in Kirchen. Gesang ist nur mit ausreichend Abstand, Hygieneregeln, optimalem Lüften und medizinischem Mund-Nasen-Schutz verhältnismäßig ungefährlich. Tragen Sie also auch als Zuschauer einen Mund-Nasen-Schutz!

glaubten, dass es sich um eine Art Influenza handelt, ist heute wissenschaftlich bekannt, dass das neuartige Coronavirus weit gefährlicher, ansteckender und viel häufiger tödlich ist.

SARS-CoV-2: Ein hochansteckendes Virus

Schon seit Monaten hält das neuartige Coronavirus (SARS-CoV-2) und die davon hervorgerufene Krankheit COVID-19 die ganze Welt in Atem. In allen Staaten der Erde sind Infektionen nachgewiesen worden und es gibt von Tag zu Tag mehr Tote. Selbst in Nordkorea gibt es erste Fälle.

Besonders dramatisch ist und war die Situation in Brasilien, den USA und Russland. In Europa betraf die erste Welle im April/Mai 2020 Spanien und Italien ganz besonders. Deutschland hat durch kluge Maßnahmen eine Sonderstellung. Unsere Bevölkerung ist weitgehend verschont geblieben. Aber jeder einzelne Tote macht uns traurig und ist einer zu viel. Lassen Sie uns gemeinsam alles unternehmen, um SARS-CoV-2 Einhalt zu gebieten. Die Infektion ist gefährlich und durch Virenkiller können Sie sich und andere effektiv schützen.

Häufig bleibt die SARS-CoV-2-Infektion unbemerkt und ist doch ansteckend. Und noch ist nicht klar, was eine Infektion mit dem neuartigen Coronavirus für Folgen nach sich zieht. Die Erkrankung führt nicht nur zu Lungenschäden. Der gesamte Körper wird dauerhaft mehr oder weniger massiv geschädigt. Wir müssen uns effektiv schützen, denn das neuartige Coronavirus ist tückisch und kann sehr weite Distanzen überwinden, wahrscheinlich acht oder mehr Meter. Ein Mensch, der reichlich Viren über die Atemluft ausstößt, wird als »Superspreader« bezeichnet. Seine Ausatemluft enthält super viele Corona-Viren.

Das Virus wird insbesondere über eine sogenannte Tröpfchen-Infektion übertragen. Diese Tröpfchen atmen wir aus. Aber nicht nur Tröpfchen sind gefährlich. Mit an Sicherheit grenzender Wahrscheinlichkeit übertragen auch Aerosole das Virus. Aerosole sind feine Partikel, die anders als die beim Husten oder Niesen ausgestoßenen Tröpfchen, nicht schnell zu Boden sinken, sondern länger in der Luft schweben – teilweise Minuten oder sogar Stunden. Auf diesem Weg kann man sich in schlecht gelüfteten Räumen anstecken, in denen sich zuvor Infizierte aufgehalten haben. Die WHO hat früh darauf hingewiesen, dass sich das Coronavirus auch über mehrere Meter hinweg in der Luft übertragen kann. Das Robert-Koch-Institut (RKI) sieht die Tröpfcheninfektion als Hauptübertragungsweg, dazu zählt es auch die Übertragung durch Aerosole, die schon beim Atmen und Sprechen, insbesondere beim Schreien und Singen (Seite 19) entstehen können. Als Orte, an denen das Virus durch Infizierte besonders schnell übertragen werden kann, nennt das RKI geschlossene Räume, in denen gemeinsam gesungen wird oder Fitnesskurse.

Über die Jahrzehnte haben wir uns an die jährlichen Influenza-Wellen gewöhnt. Und in Zukunft müssen wir uns auch an SARS-CoV-2-Wellen gewöhnen. Das Coronavirus wird wahrscheinlich nie mehr ganz verschwinden und uns ähnlich wie die Grippeviren ein- oder auch mehrmals im Jahr gefährden. Helfen werden uns aber Impfungen, die ich an dieser Stelle ausdrücklich empfehlen möchte.

Gesundheitssystem und Infektionsforschung

Unser Gesundheitssystem hat sich in der Pandemie herausragend bewährt. Im internationalen Vergleich ist Deutschland bestens versorgt. Insbesondere wenn neben dem Sicherheitsaspekt auch die Therapieeffektivität und die staatlichen Maßnahmen in eine

Bewertung einbezogen werden – dann ist Deutschland absoluter Weltmeister in der Bewältigung der Corona-Pandemie!

Zudem findet nicht nur auf dem Science Campus Braunschweig-Süd – auf dem ich tätig bin – intensive Forschungsarbeit im Bereich der Coronavirus-Forschung und -Diagnostik sowie der Impfforschung und der Entwicklung von Medikamenten für schwere COVID-2-Fälle statt. Weltweit sind Tausende Wissenschaftler in universitären und nicht universitären Forschungseinrichtungen damit beschäftigt, Lösungen für die Coronavirus-Pandemie zu entwickeln und verfügbar zu machen. Die Diagnostik- und Arzneimittelindustrie steht in den Startlöchern, um Diagnostika, Impfstoffe und Medikamente im Kampf gegen SARS-CoV-2 global für alle Menschen zur Verfügung zu stellen. Staatliche Stellen und Non-Profit-Organisationen versuchen die Menschen vor COVID-2 zu bewahren und die Pandemie zu beherrschen. Aber es wird Jahre dauern, das neuartige Coronavirus zu erforschen, Medikamente, Antikörper und sichere Impfstoffe zu finden.

Im September 2020 begann in Deutschland und vielen anderen Ländern der Welt die zweite Welle, die noch gefährlicher ist, als die erste Welle. Mit einem Abebben der zweiten Welle kann erst im Frühsommer 2021 gerechnet werden. Daher sind Virenkiller momentan besonders wichtig, um uns vor SARS-CoV-2, Influenza und anderen Atemwegserkrankungen zu schützen.

Die 50 besten Virenkiller

Von Masken bis Autogenem Training

Ob Bewegung, Entspannung oder spezielle Nährstoffe und Lebensmittel – es gibt zahlreiche Virenkiller, die Erkrankungen vorbeugen oder schneller heilen.

Viren und andere krankmachende Erreger umgeben uns jeden Tag, 365 Tage im Jahr, und überall – im Bett, auf der Straße, bei der Arbeit. Unser Abwehrsystem muss daher jeden Tag, das ganze Leben lang, perfekt funktionieren und gerüstet sein. Dabei müssen Sie ihm mit Virenkillern helfen – nicht nur in Corona-Pandemie-Zeiten. Um das Immunsystem auf Hochtouren zu bringen und sich vor Viren zu schützen, ist es erforderlich, Virenkiller in den Alltag einzubauen – das ganze Jahr über, denn Corona, Influenza und Co. bedrohen immer unsere Gesundheit. Wer nur derzeit oder in den Grippezeiten auf eine optimale Vitamin- und Mineralstoffzufuhr achtet, darf sich nicht wundern, dass er dann doch eine virale Infektion erleidet. Nehmen Sie also lieber jeden Tag des Jahres ausreichend Virenkiller auf, tragen Sie einen Mund-Nasen-Schutz und wahren Sie Abstand.

Bauen Sie sich ein optimales Anti-Viren-Programm zusammen. Dabei gibt Ihnen zum Beispiel »Der optimale Virenkiller-Tag« (Seite 100) eine gute Anleitung. So lassen sich virusbedingte Krankheiten gut vorbeugen. Natürlich kann man nicht jede Virusinfektion sicher abwehren. Aber selbst bei einer Ansteckung ist es noch nicht zu spät: Ein durch Virenkiller optimal gestärktes Immunsystem wird mit den Erregern rascher fertig. Die Virusinfektion kann dann milder verlaufen, wird dann nicht so lange andauern und lässt sich zudem leichter ertragen.

Virenkiller machen das Immunsystem fit – nicht nur bei Menschen mit schwachen Abwehrkräften (wie z. B. chronisch Kranke oder ältere Menschen), sondern auch bei Gesunden.

Wer bereits unter einer virusbedingten Erkrankung leidet, sollte sich in jedem Falle an die Empfehlungen des behandelnden Arztes halten und natürlich alles meiden, was die virusbedingte Erkrankung verschlimmert: übermäßiger Sport, Alkohol, Zigaretten, Fasten und Crashdiäten oder Stress sollten nun tabu sein, denn das sind alles Faktoren, die uns abwehrschwach und krank machen.

Denken Sie immer daran: Eine Ernährungs- und Lebensweise, die viele Virenkiller enthält, ist generell außerordentlich vorteilhaft für den gesamten Organismus: Sie hilft bei der Gewichtsregulation, beugt Diabetes mellitus Typ 2 vor, erhält optimale Blutfettwerte und hält den Magen-Darm-Trakt gesund. Profitieren Sie von den vielen gesunderhaltenden und gesundmachenden Effekten einer Virenkiller-Ernährungs- und -Lebensweise. Ihr Körper wird es Ihnen danken.

1 Ausgewogene Ernährung

Eine ausgewogene Ernährungsweise ist in vielfacher Hinsicht extrem wichtig. Sie kann grundsätzlich nicht durch Nahrungsergänzungsmittel ersetzt werden. Unser Abwehrsystem ist auf eine optimale Ernährung angewiesen, um perfekt funktionieren zu können. Gesundheitsförderlich ist eine Mischkost mit moderatem Kohlenhydratgehalt, ausreichend hochwertigen Fetten und Eiweiß. Sie enthält auch genug Vitamine und Mineralstoffe, Ballaststoffe und sekundäre Pflanzenstoffe. Für die meisten Mikronährstoffe gibt es im menschlichen Körper keine Speicher. Zudem kann der Organismus praktisch keine Mikronährstoffe selbst herstellen. Vitamine, Mineralstoffe und sekundäre Pflanzenstoffe müssen daher täglich mit der Nahrung zugeführt werden. Der Verzehr von reichlich Obst und Gemüse hilft, den Bedarf zu decken.

Ernährungswissenschaftler empfehlen »mindestens 5 am Tag«, das heißt pro Tag fünfmal Obst und Gemüse: und zwar jeweils eine Portion rohes und gekochtes Gemüse, einmal Salat und zwei Portionen Obst. Eine Portion entspricht dabei der Größe einer Faust. Täglich (vor allem fettarme) Milchprodukte, (Vollkorn-)Getreideprodukte und zweimal pro Woche Seefisch liefern wertvolles Eiweiß sowie weitere wichtige Nährstoffe für Muskeln und Immunsystem. Fleischmahlzeiten sollten nicht öfter als zwei- bis dreimal pro Woche auf dem Speiseplan stehen.

> ### KILLER-TIPP
>
> Versuchen Sie, so abwechslungsreich wie möglich zu essen. Gestalten Sie jede Ihrer Mahlzeiten bunt, mit vielen verschiedenen Farben. Bevorzugen Sie saisonale und regionale Produkte. Falls es Ihnen nicht gelingt, täglich Obst und Gemüse zu essen, können Sie auch zwischendurch mal einen reinen Rohkost- oder Obsttag einlegen. Selbstgemachte Smoothies sind auch eine Alternative. Besonders gut sind Green-Smoothies mit viel grünem Gemüse. Wenn Sie industrielle Smoothies erwerben, achten Sie darauf, dass diese ohne Zucker und Zusatzstoffe hergestellt sind. Menschen mit Übergewicht haben ein größeres Risiko, eine schwere COVID-19-Erkrankung zu erleiden. Das gilt auch für Untergewichtige.

2 Viel trinken

Wasser ist für den Menschen lebenswichtig. Während der Mensch viele Wochen ohne Nahrung auskommen kann, ist die Überlebensfähigkeit ohne Flüssigkeit schon nach Tagen nicht mehr möglich. Aber auch als Virenkiller hat Flüssigkeit eine Bedeutung. Sie ist nicht nur zur Vorbeugung wichtig, sondern hilft bei der Linderung von grippalen Infekten und im Rahmen von SARS-CoV-2-Infektionen. In der Regel steigt bei virusbedingten Erkrankungen die Körpertemperatur leicht oder sogar stark an. Das trägt zu einem erhöhten Flüssigkeitsbedarf bei.

Grundsätzlich ist es wichtig, dem Körper 1,5 oder besser 2 Liter Flüssigkeit pro Tag zuzuführen. Bei einer virusbedingten Erkrankung und vor allem bei Grippe sowie COVID-19 mit hohem Fieber liegt der Flüssigkeitsbedarf bei 2,5–3,5 Litern. Gerade bei solchen Krankheiten neigen viele Menschen dazu, nichts oder wenig zu essen und zu trinken. Das ist entweder auf Schluckbeschwerden, fehlendem Geruchs- und Geschmacksempfinden (das bei Grippe und COVID-19 häufig ist) oder mangelndem Appetit zurückzuführen. Dieses Verhalten ist aber kontraproduktiv. Die Körperfunktionen müssen weiter optimal ablaufen, um die Erreger abzuwehren. Und dafür ist auch die Aufnahme von viel Flüssigkeit wichtig. Warme Getränke tun in dieser Situation besonders gut. Sinnvoll ist es, Wasser, Mineralwasser, Früchte- und Kräutertee sowie kleine Mengen Kaffee, grünen Tee und Saftschorlen aufzunehmen. Verwenden Sie für die Saftschorlen das Verhältnis 1 Teil Saft, 2 Teile Wasser.

Allerdings wird der ernährungsphysiologische Wert von Obstsäften in der Regel deutlich überschätzt. Noch heute gibt es Menschen, die glauben, dass ein Glas Orangensaft die Abwehrkräfte massiv steigert. Oder Sie setzen auf eine heiße Zitrone mit Ingwer, um sich vor der Grippe zu schützen und vergessen, dass das in Zitronen enthaltene Vitamin C besonders hitzeempfindlich ist. In Wahrheit sind es flüssige Kalorienbomben ohne Sättigungswert. Traubensaft enthält beispielsweise mehr Kalorien als Colagetränke. Gemüsesäfte können hingegen Bestandteil einer ausgewogenen Ernährungsweise sein. Sie sind auch besonders gut als Getränk für Erkältete geeignet, da sie neben der Flüssigkeit auch Mineralsalze, die durch das Schwitzen verloren gegangen sind, ersetzen. Stark gesalzene Gemüsesäfte sollten Sie aber besser meiden.

3 Vitamine allgemein

Es gibt 13 Vitamine und die sind für den Körper lebenswichtig. Mit der Ausnahme von Vitamin D ist der menschliche Organismus nicht in der Lage, die Mikronährstoffe selbst herzustellen. Sie müssen daher täglich mit der Nahrung zugeführt werden. Unterteilt wird in fettlösliche und wasserlösliche Vitamine. Fettlösliche Vitamine benötigen bei der Aufnahme Fett, während wasserlösliche Vitamine Wasser dafür benötigen. Vitamine sind für praktisch alle Funktionen des Körpers notwendig. Einige haben eine wichtige Funktion in der Abwehr von virusbedingten Infektionskrankheiten wie grippalen Infekten, bestimmte Hepatitisformen, COVID-19 oder Herpes zoster. Andere Vitamine sind von besonderer Wichtigkeit in der Heilung von Viruserkrankungen.

Normalerweise wird bei einer ausgewogenen Ernährungsweise die empfohlene Zufuhr an Vitaminen durchaus erreicht. Eine zusätzliche Zufuhr in Form von (Multi-)Vitaminpräparaten ist daher nicht immer nötig. Da diese Präparate normalerweise harmlos sind und bei einer einseitigen Ernährung mit geringer Vitaminzufuhr von Vorteil sein können, sind sie aber nicht prinzipiell abzulehnen. Sinnvoller wäre es jedoch, auf eine ausgewogene Ernährungsweise zu achten, da hierbei auch die Mineralstoffe in ausreichender Menge zugeführt werden. Außerdem können Multivitaminpräparate zum Teil Unverträglichkeiten hervorrufen. Wenn Sie spezielle Präparate zur Steigerung Ihrer Abwehrkräfte einnehmen möchten, sprechen Sie mit Ihrem Arzt und Apotheker darüber, was gut für Sie ist und halten Sie sich bitte an die Dosierungsempfehlungen. Auch bei Vitaminen »hilft viel eben nicht viel, sondern kann sogar gefährlich sein!«

Vitaminmangelzustände kommen meistens dann vor, wenn bestimmte Krankheiten vorliegen (Darmerkrankungen, Alkoholismus) oder Medikamente (»die Pille«, Kortisonpräparate) eingenommen werden, die den

Bedarf an Vitaminen erhöhen oder deren Aufnahme aus Lebensmitteln verschlechtern. Verschiedene chronische Erkrankungen führen leicht zu einer Verarmung an Vitaminen. Dazu gehören chronische Darmerkrankungen, Diabetes mellitus sowie konsumierende Erkrankungen (AIDS, Tuberkulose). In diesen Fällen sowie in Schwangerschaft und Stillzeit kann es dann – ebenso wie bei Reduktionsdiäten – sinnvoll sein, die kritischen Vitamine gezielt zu substituieren. Lassen Sie sich hierzu jedoch bitte von Ihrem Arzt und Apotheker beraten. Vermeiden Sie es, ohne Beratung irgendwelche Präparate einzunehmen.

Auf die einzelnen Vitamine, die für das Immunsystem als Virenkiller von besonders großer Bedeutung sind, wird im Folgenden genauer eingegangen.

4 Vitamin A

Vitamin A (Retinol) gehört zu den fettlöslichen Vitaminen und spielt eine wichtige Rolle im Abwehrsystem des menschlichen Körpers. Es stärkt das Immunsystem und ist daher ein wichtiger Virenkiller, den Sie so oft wie möglich über eine ausgewogene Ernährungsweise aufnehmen sollten. Dazu ist das Vitamin essenziell für das Sehen, hat Bedeutung für Bildung und Wachstum von Haut und Schleimhäuten und wirkt als Wachstumsfaktor.

Empfohlen werden 0,8–1,0 mg pro Tag. Ein Mangel zeigt sich zuerst durch das Auftreten von Nachtblindheit. Bei schweren Mangelzuständen, die in Entwicklungsländern häufig vorkommen, kann es zur irreversiblen Zerstörung des Auges und damit zur Blindheit kommen. Da der Körper fähig ist, aus der Vorstufe (Beta-)Carotin, einem gelben Farbstoff, Vitamin A zu bilden, kann durch grüne und gelbe Gemüse (vor allem Karotten) und zum Teil Obst, der Vitamin-A-Bedarf gedeckt und die Versorgung entscheidend verbessert werden.

Retinol ist reichlich in Milchprodukten, Butter, Butterschmalz, Lebertran, Eigelb, Leber (von Kalb, Rind und Schwein) und Fettfischen (wie z. B. Aal) enthalten. Eine Überversorgung von Vitamin A mit ß-Carotin kann nicht eintreten, da die Resorption und Umwandlung an den Bedarf angepasst wird. Selbst in den ersten drei Schwangerschaftsmonaten sind 1–2 Lebermahlzeiten pro Woche ungefährlich. Missbildungen wurden nur beobachtet bei Gabe von Retinsäure, einem Stoffwechselprodukt von Retinol, zur Aknebehandlung. Berücksichtigen sollte man, dass Vitamin A empfindlich gegenüber Sauerstoff, Säure und Licht ist, während es gegen Hitze relativ unempfindlich ist.

5 Vitamin B_6

Vitamin B_6 (Pyridoxin) hat eine wesentliche Bedeutung im Eiweißstoffwechsel. Mit 1,6–2,1 mg pro Tag kann der Bedarf gedeckt werden. Bei Mangelerscheinungen kann es zu vielfachen Gesundheitsstörungen kommen. Diese zeigen sich vor allem in Hautveränderungen und Störungen des Zentralnervensystems. Bei uns ist ein isolierter Mangel selten, allenfalls kann durch orale Kontrazeptiva (»Die Pille«) oder in der Schwangerschaft ein erhöhter Bedarf bestehen, der einen Mangel leichter entstehen lässt. Das Vitamin ist ein wichtiger Bestandteil des Immunsystems und bei einem Mangel kommt es zu einer Abwehrschwäche. Daher gehört Pyridoxin auch zu den wichtigen Virenkillern. Enthalten ist es besonders reichlich in Leber, Gemüse, Vollkorngetreide, Haferflocken, Leinsamen, Nüssen (v. a. Walnüssen), Hülsenfrüchten, Soja, Hefe und Bananen. Auch in Lachs, Hummer und Krebsen kommt es in größeren Mengen vor. Vitamin B_6 ist ein empfindliches Vitamin. Es sollte vor Hitze geschützt werden und kann leicht aus Lebensmitteln herausgelöst werden. Daher sollten diese auch nicht lange in zu viel Wasser gekocht werden. Die B-Vitamine nutzen Wasser als Lösungsmittel.

6 Vitamin B_{12}

Das Vitamin der B-Gruppe Cobalamin hat vor allem wichtige Funktionen im Nervensystem, bei der Blutbildung und der Regeneration der Schleimhäute. Deshalb werden hier die ersten Mangelerscheinungen beobachtet: Gefühlsstörungen, Anämie (Blutarmut) und eine empfindliche Zunge. Ein Mangel kommt selten durch eine zu geringe Zufuhr zustande, sondern ist meistens durch Störungen bei der Resorption (Aufnahme der Nährstoffe) im Darm bedingt.

Die Bedeutung des Vitamin B_{12} für unsere Abwehrkräfte ist außerordentlich gut durch Studien und Untersuchungen belegt. So erlaubt sich sogar die Europäische Behörde für Lebensmittelsicherheit EFSA (European Food Safety Authority) eine Aussage über die Kraft des Vitamins zur Steigerung der Abwehrkräfte zu machen. Eine niedrige Cobalaminversorgung macht eine normale Funktion des Abwehrsystems unmöglich. Durch seine Beteiligung an der Zellteilung ist es wichtig für die Erhaltung der natürlichen Funktion des Immunsystems.

Vitamin B_{12} wird nur von Bakterien gebildet und reichert sich in tierischen Produkten an, weshalb Leber, Nieren, Fleisch, Fisch, Eier, Milch und Milchprodukte, aber auch mikrobiell hergestellte Lebensmittel wie Sauerkraut, reich an Vitamin B_{12} sind. In anderen pflanzlichen Lebensmitteln kommt es für gewöhnlich nicht vor. Ausnahme bilden Algen sowie Knollen- und Wurzelgemüse, die in Symbiose mit Knöllchenbakterien leben.

Bei einer rein pflanzlichen (veganen) Ernährung ist die Aufnahme sehr niedrig, auch wenn ein Teil des Bedarfs durch die Darmflora gedeckt wird. Deshalb hat die englische Vegetarierorganisation empfohlen, bei einer solchen Ernährung ein Vitamin-B_{12}-Präparat einzunehmen. Inzwischen gibt es auch vegane Präparate, beispielsweise Sidea B_{12} Bio vegan Kautabletten von Dr. Pandalis. Besonders wichtig ist die Zufuhr bei Schwangeren, da es sonst leicht zu irreversiblen Störungen beim Kind kommen kann. Achten Sie auf eine optimale Versorgung und besprechen Sie eine Nahrungsergänzung dieses effektiven Virenkillers mit Ihrem Arzt oder Apotheker.

7 Vitamin C

Vitamin C, auch Ascorbinsäure genannt, ist praktisch jedem als Erkältungskiller bekannt und hat auch seine Bedeutung als Virenkiller. Aber ist dieses wasserlösliche Vitamin wirklich eine Geheimwaffe gegen grippale Infekte und andere Viruserkrankungen? Wissenschaftler diskutieren seit Jahrzehnten, ob und wie Vitamin C positive Wirkungen auf die Anfälligkeit gegen Infektionskrankheiten hat. Auch die Europäische Behörde für Lebensmittelsicherheit (EFSA) hat Vitamin C genau unter die Lupe genommen.
Es gilt heute als bewiesen, dass es für das menschliche Immunsystem von großer Bedeutung ist, das heißt, ein ausreichender Vitamin-C-Status stärkt die Abwehrkräfte. Daher ist die Ascorbinsäure ein Virenkiller. Diese Wirkung kommt daher, dass Vitamin C vor schädlicher Oxidation schützt. So dürfen demnach Lebensmittel und Nahrungsergänzungsmittel, die entscheidend zur Vitamin-C-Zufuhr beitragen, mit dem Zusatz »trägt zur normalen Immunabwehr bei« gekennzeichnet werden. Aber der Effekt sollte nicht überschätzt werden. Den Studien zufolge reicht eine bedarfsgerechte Zufuhr für das Funktionieren des Immunsystems aus. Die Empfehlungen für den Tagesbedarf liegen bei 100 mg. Ein ausgeprägter Vitamin-C-Mangel kommt heute praktisch kaum noch

vor. Lediglich manche Menschen, die sehr wenig Obst und Gemüse essen, können darunter leiden. Wenn Sie ausreichend Obst und Gemüse essen, sich also an die Regel »Fünf Portionen am Tag« halten, nehmen Sie so viel Vitamin C auf, dass Sie vor Infektionskrankheiten geschützt sind.

Wenn Sie Ihre Zufuhr erhöhen möchten, greifen Sie bitte nicht zu Vitamin-C-Tabletten, -pulver oder -kapseln. Normalerweise sind hohe Dosen an Vitamin C nicht ganz risikolos: Eine Überdosierung kann zu Durchfällen und zur Bildung von gefährlichen Nierensteinen führen. Generell gilt: Der menschliche Körper hat in seiner Entwicklungsgeschichte den Umgang mit Nahrungsmitteln, aber nicht den mit Nahrungsergänzungsmitteln oder anderen künstlichen Produkten gelernt. Daher nimmt er Vitamine wie Ascorbinsäure aus Lebensmitteln in der Regel viel besser auf als aus synthetischen Präparaten. Vergessen Sie grundsätzlich niemals, dass Nahrungsergänzungsmittel eine gesunde, ausgewogene Ernährung nicht ersetzen können.

KILLER-TIPP

Täglich 1–2 TL Hagebutten-Konzentrat reichen aus, um die Abwehrkräfte optimal zu versorgen. Und wenn die Viren doch einmal zugeschlagen haben, bringen Sie Ihr Immunsystem mit jeweils 1 EL morgens, mittags und abends wieder auf Trab.

Bevorzugen Sie stets natürliche Vitamin-C-Lieferanten.

Besonders reich an Ascorbinsäure sind einheimische Obstsorten wie Hagebutten, Sanddornbeeren oder schwarze Johannisbeeren. Bei den Gemüsesorten liegt die Paprika ganz vorne. Vielleicht sehen Sie jetzt den leckeren Paprika-Salat mit ganz anderen Augen? Oder wie wäre es ab und zu mit ein paar Johannisbeeren, einem leckeren Sanddornsaft oder ein bisschen Hagebuttenkonzentrat?

8 Vitamin D

Bei Vitamin D (Cholecalciferol) denken die meisten Menschen an dessen Bedeutung für die Knochen- und Zahngesundheit, wissen jedoch nicht, dass dieses fettlösliche Vitamin vielfältige Funktionen hat. Ein Mangel zeigt sich vor allem bei Säuglingen und Kindern in Form von Rachitis. Beim Erwachsenen führt Vitamin-D-Mangel zur sogenannten Osteomalazie (Knochenerweichung), fördert die Entstehung von Osteoporose und ist auch wichtig für die Osteoporose-Therapie. In der Schwangerschaft und Stillzeit sowie nach den Wechseljahren sind Frauen besonders gefährdet, Knochenveränderungen zu entwickeln. Neue Forschungsergebnisse zeigen, dass Vitamin-D-Mangel darüber hinaus möglicherweise bei einer ganzen Reihe von Erkrankungen, bei denen das Immunsystem eine Rolle spielt (Multiple Sklerose, Tumorerkrankungen …), beteiligt sein könnte. Vitamin D wird in jüngster Zeit auch als Schlüsselvitamin für das Abwehrsystem bezeichnet. Die Erkenntnis der Wichtigkeit für die Abwehrkräfte ist noch relativ neu. Forscher der Universität Kopenhagen konnten herausfinden, dass das Vitamin für die Aktivität der Killerzellen besonders wichtig ist. Vitamin D ist darüber hinaus auch wichtig für die Entzündungsantwort, was bei grippalen Infekten von großer Bedeutung ist. Da Cholecalciferol wichtige Aufgaben im Immunsystem hat, dürfen laut EFSA Nahrungsmittel, die entscheidend zur Vitamin-D-Zufuhr beitragen, den Hinweis tragen, zur Normalisierung der Abwehrkräfte beizutragen. Die Bezeichnung als Virenkiller ist durch viele Untersuchungen und Forschungsergebnisse weltweit bestens belegt.

Streng genommen ist Vitamin D gar kein Vitamin. Der Mensch kann diesen Stoff nämlich selbst herstellen, und zwar durch Aufenthalt in der Sonne. Mithilfe der

KILLER-TIPP

Gehen Sie so oft wie möglich raus und setzen Sie Ihre Arme und Ihr Gesicht für jeweils mindestens 15 Minuten der Sonnenstrahlung aus. So produzieren Sie selbst den potenten Virenkiller. Leider wird aufgrund unserer klimatischen Verhältnisse gerade im Winter relativ wenig Vitamin D in der Haut synthetisiert. Sie sollten es daher zusätzlich mit der Nahrung aufnehmen.

Sonnenstrahlung und Cholesterin wird Vitamin D in der Haut gebildet.

Die folgende Liste zeigt Ihnen ein paar Vitamin-D-Bomben für starke Abwehrkräfte:
- Lebertran
- Hering
- Aal
- Sardinen
- Bückling
- Sprotte
- Forelle
- Lachs
- Kalbfleisch
- Hühnerei
- Steinpilze
- Champignons

Wenn Sie keines dieser Lebensmittel regelmäßig verzehren und außerdem selten in die Sonne gehen, sollten Sie eventuell mit Ihrem Arzt und Apotheker über eine Vitamin-D-Supplementierung (Aufnahme in Tablettenform) sprechen.

9 Folsäure

Das B-Vitamin Folsäure hat seinen Namen von der Bezeichnung für das grüne Blatt (Folium). Aber es kommt nicht nur in grünen Blattgemüsen bzw. Salaten vor. Weitere gute Folsäurequellen sind: Bohnen, Nüsse, Hefe, Weizenkeime, Weizenkleie, Leber, Algen,

Fenchel und Rote Bete. Da das Vitamin wasserlöslich und sehr hitzeempfindlich ist, sollten folsäurehaltige Lebensmittel nicht zu stark erhitzt und nicht zu lange gekocht werden. Steigern Sie Ihre Aufnahme, indem Sie täglich folsäurehaltige Lebensmittel zu sich nehmen. Außerdem können Sie die Zufuhr dadurch erhöhen, dass Sie mit Folsäure angereichertes Jodsalz verwenden. Folsäure ist nicht nur für schwangere Frauen wichtig, die ihre Kinder gesund zur Welt bringen möchten. Sie ist auch notwendig für alle Prozesse, die mit Zellerneuerung und Regeneration zu tun haben, z. B. die Blutbildung. Folsäure trägt laut EFSA entscheidend zum normalen Funktionieren des Immunsystems beziehungsweise zur Optimierung der Abwehrkräfte bei. Durch seine Bedeutung bei Zellteilung und -wachstum ist Folsäure notwendig für die Bildung aller Immunzellen. Folsäure ist ein effektiver Virenkiller und Menschen, die sich vor Infektionskrankheiten schützen möchten, sollten auf eine optimale Zufuhr achten.

10 Arginin

Arginin ist eine Aminosäure, das heißt ein Eiweißbaustein. Sie ist nur in den ersten Lebenstagen des Menschen lebenswichtig. Danach kann sie aus anderen Eiweißbausteinen im menschlichen Körper in ausreichender Menge gebildet werden. In den vergangenen Jahrzehnten wurde über diesen Stoff eine Menge geforscht. Inzwischen gibt es eine Vielzahl von medizinischen Indikationen, die die zusätzliche Einnahme von Arginin beziehungsweise eine argininreiche Ernährungsweise wissenschaftlich sehr wohl rechtfertigen. Die Aminosäure hat nämlich vielfältige Funktionen in unserem Organismus.

Arginin ist an der Wundheilung beteiligt. Außerdem ist es über einen komplizierten Mechanismus an der Gefäßerweiterung beteiligt und wirkt daher auch blutdrucksenkend. Bei leicht erhöhten Blutdruckwerten kann Arginin beispielsweise als Therapeutikum eingesetzt werden. Außerdem kann es vor Schlaganfall und Herzinfarkt schützen.

Der Effekt auf das Immunsystem ist durch eine Vielzahl von Studien eindrucksvoll belegt. Als Virenkiller wirkt der Eiweißbaustein, indem er unter anderem die zelluläre Immunantwort verbessert, die Funktion der T-Zellen (bzw. T-Lymphozyten) stärkt und die Phagozytose steigert. Es kommt also zur vermehrten Bildung von Phagozyten. Diese Zellen erkennen krankmachende Mikroorganismen wie Viren und verdauen sie. Sie sind außerordentlich gut in der Abwehr von Krankheitserregern. Da Arginin eine ganze Reihe von Abwehrprozessen stärkt, wird die Möglichkeit des Eindringens von Erregern vermindert. Damit ist Arginin ein Virenkiller in vielerlei Hinsicht.

In der Regel ist die Aufnahme von Arginin und Eiweißbausteinen, aus denen diese Aminosäure hergestellt werden kann, in Deutschland optimal. Jedoch gibt es bestimmte Personengruppen, die an wichtigen Eiweißbausteinen verarmen können. Dazu gehören zum Beispiel sehr schlanke Menschen mit einem Body-Mass-Index unter 18,5, Unterernährte, Krebskranke, HIV-Positive, Rekonvaleszente, Magersüchtige und Menschen mit extrem seltenen Stoffwechselstörungen. Wer sich grundsätzlich proteinarm ernährt, kann auch bei Aminosäuren Mangelzustände entwickeln, die z. B. zu Blutarmut führen.

Die immunstärkenden Effekte werden bei einer »nur« normalen Zufuhr nicht beobachtet. Daher muss Arginin auch über die Durchschnittsernährung hinaus zugeführt werden. Das kann zum Beispiel durch einen Gelatine-Drink (Seite 100) geschehen. In der Apotheke gibt es Arginin-Präparate wie beispielsweise Telcor von Quiris. Lassen Sie sich von Ihrem Arzt oder Apotheker beraten.

Aber es gibt auch viele natürliche Lebensmittel, die wahre Arginin-Bomben für starke Abwehrkräfte sind: Pinienkerne, Kürbiskerne, Erdnüsse, Sojabohnen, Leinsamen, Sesamsamen, Mandeln und Weizenkeime.

11 Glutamin

Der Anti-Virenturbo unter den Eiweißbausteinen (Aminosäuren) heißt Glutamin. Alle Abwehrzellen unseres Körpers bestehen aus Aminosäuren. Ein starkes, abwehrbereites Immunsystem braucht ausreichend Aminosäuren. Glutamin ist Hauptbestandteil von Immunzellen. Ohne Glutamin hat es die Abwehr einfach schwer. Die Fress- und Killerzellen, aber auch die Zellen der Darmschleimhaut, brauchen Glutamin als Bau- und Brennstoff. Der Effekt von Glutamin ist so bedeutend, dass Menschen vor, während und nach größeren Operationen mit Glutamin versorgt werden. Auch bei Menschen mit Verbrennungen wird Glutamin verabreicht. Viele Stars und Sternchen in Hollywood sowie Profisportler versorgen sich täglich mit einer Portion Glutamin, um die Abwehrkräfte zu stärken.

Experten gehen davon aus, dass bei einem Infekt der Glutamin-Bedarf deutlich – bis zu 10-fach – erhöht ist. Bei bestehenden Infektionskrankheiten kann der Bedarf des Körpers nicht mehr gedeckt werden. Aber keine Angst – Sie müssen jetzt nicht in die Apotheke rennen, um Glutamin als Nahrungsergänzungsmittel zu besorgen. In vielen Lebensmitteln steckt natürlicherweise reichlich Glutamin. Nehmen Sie einfach ab und zu Lebensmittel aus der folgenden Liste zu sich.

Glutamin-Bomben für starke Abwehrkräfte:
- Gelatine
- Sojabohnen
- Sojamehl
- Hartkäse, Harzer Käse, Greyerzer, Emmentaler, Chester, Parmesan
- Erdnussbutter

Lassen Sie sich vom Arzt oder Apotheker beraten, wenn Sie Glutamin einnehmen möchten. Es gibt eine Reihe von hochwertigen Präparaten in der Apotheke. Ich empfehle metacare L-Glutamin von Allergosan.

12 Glycin

Die Aminosäure Glycin ist ebenfalls ein Virenkiller. Die Abwehrzellen unseres Körpers benötigen auch diesen Eiweißbaustein, um optimal arbeiten zu können. Sie ist wie Glutamin an der Bildung von Antikörpern beteiligt. Glycin beugt zudem dem vorzeitigen Zelltod vor. Die Aminosäure ist sehr wichtig für ein gesundes Immunsystem. Zusammen mit den Eiweißbausteinen Cystein und Glutaminsäure bildet es zudem ein natürliches Antioxidans und wirkt so als Radikalfänger. Antioxidantien sind in der Lage, Entzündungsprozesse im Körper zu lindern. Menschen, die sich relativ eiweißarm ernähren, können leicht an Glycin verarmen und so ihr Immunsystem schwächen. Daher haben auch viele Veganer einen Glycin-Mangel.

Die folgenden Lebensmittel sind kleine Glycin-Bomben:
- Gelatine
- Weizenkeime
- Leinsamen
- Sojamehl
- Hefe
- Erdnussbutter
- Kürbiskerne

- Schweinekotelett
- Sülzen und Aspik

Nehmen Sie jeden Tag ausreichend Glycin über die Nahrung auf. Eine ausgewogene eher eiweißreiche Ernährungsweise liefert in der Regel genügend Glycin und eine Nahrungsergänzung sollte nicht erforderlich sein.

13 Beta-Glukan

Auch Ballaststoffe können als Virenkiller wirken. Und das nicht nur, weil der Ballaststoff Beta-Glukan ein Substrat für die abwehrstärkenden Probiotika im Darm ist. Der Vielfachzucker ist eine natürlich vorkommende, für die menschliche Gesundheit außerordentlich wertvolle gesundheitsförderliche Substanz. Wissenschaftliche Studien zeigen, dass Beta-Glukan in der Lage ist, den Cholesterinspiegel zu normalisieren. Es senkt das gefäßschädigende LDL-Cholesterin und erhöht gleichzeitig das gefäßschützende HDL-Cholesterin. Zudem trägt es zur Blutzuckerkontrolle bei. Außerdem ist Beta-Glukan ein potenter Virenkiller. Beta-Glukan aktiviert die weißen Blutzellen (Leukozyten), um genau zu sein, die Makrophagen (Fresszellen) und die neutrophilen Granulozyten. Diese Zellen zerstören Mikroorganismen, die uns krank machen können. Durch diese Wirkung stärkt Beta-Glukan das Immunsystem und die Abwehrkräfte des Organismus gegen Viren, Bakterien und Pilze. Beta-Glucan aus den Zellwänden von Bäckerhefe ist nach aktuellen Erkenntnissen einer der wichtigsten und wirksamsten natürlichen Virenkiller. Zudem besitzen Beta-Glukane antioxidative Eigenschaften und wirken als Radikalfänger. Und Beta-Glukan ist nicht nur nützlich, um grippalen Infekten vorzubeugen, sondern es eignet sich auch dafür, bereits eingetretene Virusinfektionen rascher abklingen zu lassen.

Wenn Sie jetzt daran denken, sich Beta-Glukan teuer in der Apotheke kaufen zu müssen, kann ich Sie beruhigen. Beta-Glukane sind beispielsweise in großer Menge im Hafer und bestimmten Gerstensorten enthalten. »Der optimale Virenkiller-Tag« (Seite 100) setzt daher auch auf Haferbrot. Außerdem können Sie durch Haferknäckebrot, Haferflocken und Haferkleie genügend Beta-Glukan aufnehmen. Haferflocken und -kleie schmecken besonders gut in Joghurt eingerührt. Und auch Bierhefe liefert natürliches Beta-Glukan in hoher Konzentration. Bierhefe (Seite 63) ist unter anderem deshalb auch ein hervorragender Virenkiller.

14 Omega-3-Fettsäuren

Omega-3-Fettsäuren sind mehrfach ungesättigte Fettsäuren, die für den Menschen von herausragender Bedeutung sind. Sie sind lebenswichtig, da sie im menschlichen Körper nicht aus anderen Fetten hergestellt werden können. Aus Omega-3-Fettsäuren entstehen Prostaglandine, Leukotriene und Thromboxane – Stoffe, die Entzündungsprozesse im Körper hemmen. Omega-3-Fettsäuren sind Virenkiller, da sie verschiedene Immunparameter entscheidend verbessern: Dazu gehören unter anderem die T-Zell-Funktion, die Zunahme der Aktivität der natürlichen Killerzellen und die verstärkte Bildung von Interleukin 1, die z. B. zu Fieber führt, einer Schutzreaktion des Körpers, um die unerwünschten Viren loszuwerden.

Die allgemeine ungesunde Ernährungsweise führt dazu, dass sehr viele Menschen zu wenig Omega-3-Fettsäuren aufnehmen. Sie stecken insbesondere in fettreichen Fischen wie Lachs (beachten Sie, dass nur Wildlachs reich an Omega-3-Fettsäuren ist – Zuchtlachs aber nicht), Makrele, Thunfisch, Hering oder Sardellen. Aber auch Algen und bestimmte pflanzliche Fette enthalten diese Fettsäuren oder ihre Vorstufen. Um ausreichend Omega-3-Fettsäuren aufzunehmen, sollten Sie ausschließlich Raps-, Walnuss oder Leinöl für die warme oder kalte Küche verwenden. Zusätzlich ist es erforderlich, mindestens 150 g fetten Fisch zu verzehren. Wenn all das nicht möglich ist, empfehle ich Fischöl- oder Algenölpräparate aus der Apotheke oder die Verwendung eines angereicherten Olivenöls (wie beispielsweise NORSAN Omega-3 Total).

15 Sekundäre Pflanzenstoffe

Sekundäre Pflanzenstoffe gehören zu den wertvollen natürlichen Nahrungsinhaltsstoffen, die dem Körper zwar keine Energie liefern, dafür aber viele andere wichtige Aufgaben erfüllen. Es gibt verschiedene Gruppen von sekundären Pflanzenstoffen, die auch für die Abwehrkräfte wichtig sind und als Virenkiller wirken.

Dazu gehören insbesondere Phenolsäuren (in Früchten enthalten), Saponine (in Hülsenfrüchten, Zwiebelgewächsen und Hafer) und Flavonoide sowie Liponsäure, die als Antioxidans wirkt.

Saponine verstärken das Wachstum und die Aktivität von Lymphozyten und können die Konzentration von bestimmten Antikörpern bis zu 100-fach erhöhen. Flavonoide haben antioxidative Eigenschaften, die denen von beispielsweise Vitamin E deutlich überlegen sind. Darüber hinaus wirken sie antiviral und antimikrobiell, wie Studien beweisen. Sie aktivieren verschiedene Zellen des Immunsystems. Besonders viele Flavonoide stecken in Äpfeln, Trauben, Kirschen, Birnen, Beerenfrüchten, Pflaumen, Auberginen, Grünkohl und Zwiebeln. Außerdem sind sie auch in Kakao und Schokolade enthalten.

Um ausreichend sekundäre Pflanzenstoffe aufzunehmen, ist es erforderlich, jeden Tag mindestens fünf Portionen Gemüse und Frischobst zu verzehren. Eine optimale Menge sind 500 g Gemüse (roh und gedünstet) sowie 250–300 g Frischobst. Auch Gemüsesaft, Kräuter, Sprossen und Pilze enthalten reichlich sekundäre Pflanzenstoffe. Es kann es auch sinnvoll sein, Smoothies oder frisch gepresste Säfte in den Tagesplan einzubauen. Natürliche Konzentrate wie Tomatenmark, Hagebuttenkonzentrat oder andere Produkte können Gemüse und Früchte durchaus ersetzen. In keinem Fall können das aber künstliche Vitamin- und Mineralstoff-Präparate, da sie keine Ballaststoffe, sekundäre Pflanzenstoffe und Ähnliches enthalten. Die Einnahme von Spezialpräparaten ist in der Regel nicht erforderlich.

16 Eisen

Weltweit sind schätzungsweise 2–3 Milliarden Menschen von Eisenmangel betroffen. Damit handelt es sich um den häufigsten Mikronährstoffmangel überhaupt. Die klassischen Anzeichen für einen Eisenmangel sind Anämie (Blutarmut), verbunden mit Müdigkeit, Konzentrationsproblemen, Lernschwierigkeiten, Haarausfall und vielen weiteren Beschwerden. Auch häufige Infekte sind oft Folge eines Eisenmangels.

Viele wissenschaftliche Studien beweisen, dass Eisen für das Immunsystem sehr wichtig ist. Vor diesem Hintergrund erlaubt auch die Europäische Lebensmittelsicherheitsbehörde EFSA, dass Lebensmittel und Nahrungsergänzungsmittel, die Eisen enthalten, den Aufdruck »Trägt zu einer normalen Immunreaktion bei!« haben dürfen. Achten Sie in jedem Fall auf eine optimale Eisenversorgung. Folgende Lebensmittel sind wahre Eisenbomben für starke Abwehrkräfte: Vollkorngetreideprodukte wie Haferflocken, Hefe, Fleisch, Blutwurst, Leberwurst, Leber (vom Schwein), Jakobsmuscheln und Austern, Eigelb und Pfifferlinge.

Wichtig ist vor allem, in welcher Form Eisen in Lebensmitteln vorkommt. Eisen aus pflanzlichen Nahrungsmitteln wird schlechter resorbiert als Eisen aus Fleisch. Durch gleichzeitigen Verzehr eines Vitamin-C-haltigen Lebensmittels (zum Beispiel Orangensaft) kann die Resorption von Eisen allerdings erheblich gesteigert werden. Das Obst im Müsli hat deshalb nicht nur Geschmacksfunktion, sondern steigert auch die Absorption des Eisens aus den Getreideflocken. Kaffee und schwarzer Tee sowie Milchprodukte hingegen hemmen die Aufnahme des Eisens.

Die zugrunde liegenden Mechanismen für die Entgiftung und die Steigerung der Abwehrkräfte sind außerordentlich komplex und noch nicht vollständig geklärt.

Wichtig aber ist: Für die Entstehung eines Mangels ist die Aufnahme von Eisen durch Lebensmittel nur ein Faktor unter vielen. Ein Eisenmangel kann vielmehr auch durch Blutverluste z. B. bei der Menstruation, durch Resorptionsstörungen des Darms sowie durch einen erhöhten Bedarf in Wachstum, Schwangerschaft und Stillzeit entstehen. Auch chronische Krankheiten können dazu führen. Viele Veganer leiden an Eisenmangel. Falls Sie zu einer Risikogruppe gehören, Symptome eines Mangels bei sich erkennen oder bereits einen manifesten Eisenmangel haben, sollten Sie beim Arzt Ihren Eisenstatus bestimmen lassen. Eventuell kann es dann sinnvoll sein, zusätzlich Eisenpräparate einzunehmen. Lassen Sie sich dahingehend von Ihrem

Arzt beraten. Beachten Sie auch den Zusammenhang mit Kupfermangel.

17 Kupfer

Wer bei Kupfer nur an das Metall denkt, denkt nicht weit genug. Kupfer ist ein lebenswichtiges Spurenelement für den Menschen. Leider ist es auch vielen Medizinern und Ernährungsfachkräften nicht klar, wie wichtig Kupfer für ein gesundes Leben ist. Viel zu selten wird über eine optimale Kupferversorgung gesprochen oder geschrieben.

Kupfer ist Bestandteil vieler Enzyme. Es wird beim Menschen hauptsächlich in der Leber gespeichert. Kupfer ist für die Aufnahme von Eisen verantwortlich und wichtig, um eine Blutarmut (Anämie) zu verhindern. Leider erhalten Menschen mit einer Eisenmangelanämie praktisch nie von ihrem Arzt ein Kupferpräparat. Ein Eisenpräparat alleine aber kann die Eisenversorgung nicht verbessern. Kupfer ist zudem ein bedeutender Virenkiller, weil es eine wichtige Aufgabe beim Aufbau des zellulären Immunsystems hat. Bei Mangel kommt es zu Abwehrschwäche.

Sorgen Sie jeden Tag für eine ausreichende Kupferaufnahme, indem Sie zum Beispiel folgende Lebensmittel in Ihren Ernährungsplan einbauen: Kalbs- und Rinderleber, Hefe, Hagebuttenkonzentrat, Austern, Jakobsmuscheln, Kakaopulver, Weizenkleie, Sonnenblumen- und Cashewkerne. In der Regel ist keine Einnahme von Nahrungsergänzungsmitteln erforderlich.

18 Selen

Das essenzielle Spurenelement Selen besitzt antioxidative Eigenschaften und wirkt zusätzlich der toxischen Wirkung von Metallen Kadmium, Quecksilber, Thallium und Silber entgegen. Diskutiert wird deshalb, ob über Selen die Krebsentstehung gehemmt werden kann. Fakt ist: Selen fördert nachgewiesenermaßen das Immunsystem. Die Bedeutung von Selen für die Abwehrkräfte wird auch von der Europäischen Behörde für Lebensmittelsicherheit (EFSA) anerkannt.

Für Selen gibt es noch keine Vorstellungen über den Bedarf, da keine eindeutigen Mangelerscheinungen beim Menschen bekannt sind. Daher reichen die Angaben für eine ausreichende Versorgung von 20–100 µg/Tag. Deutschland gehört zu den klassischen Selenmangel-Ländern. Die meisten Menschen hier sind nicht optimal versorgt. Das liegt an der Selenarmut der Böden und der darauf angebauten Lebensmittel. Wegen der großen Unterschiede im Selengehalt der Böden schwankt die vorhandene Menge in Lebensmitteln sehr stark. Reich an Selen sind vor allem proteinreiche Nahrungsmittel wie Fisch (vor allem Thunfisch und Hering), Fleisch, Innereien, Steinpilze, aber auch Nüsse. Besonders Kokosnüsse, Pistazien und Sesam enthalten beachtliche Mengen an Selen. Getreide weisen – abhängig vom Standort – mittlere Gehalte auf. Nehmen Sie so oft wie möglich selenhaltige Speisen zu sich.

Problematisch ist, dass der Selengehalt der Nahrungsmittel von der Düngung oder Fütterung abhängig ist. Pflanzliche Lebensmittel aus Deutschland sind in der Regel selenarm. Und Produkte wie Selenweizen gibt es in Deutschland nicht. Oftmals ist das Selen auch an gefährliche Schwermetalle, wie Kadmium und Quecksilber, gebunden. Das trifft beispielsweise auf Seefisch zu. Damit ist der Fisch zwar vor den gefährlichen Schwermetallen geschützt, aber das Selen steht damit dem Menschen nicht mehr zur Verfügung. Selen ist einer der wenigen Virenkiller, der praktisch nicht ausreichend über Lebensmittel aufgenommen werden kann. Aber es gibt Bierhefeprodukte, die damit angereichert sind. Eine zu hohe Zufuhr über bestimmte Präparate sollte jedoch vermieden werden, da Selen in zu hoher Menge toxisch wirkt.

Fragen Sie Ihren Apotheker nach geeigneten Präparaten, denn Selen fördert die humorale und zelluläre Immunantwort des Körpers. Es stimuliert die Lymphozytenproliferation, den Aufbau von Antikörpern, Interferonen und Tumornekrosefaktor (TNF). Zudem hemmt es die Bildung von T-Suppressorzellen, erhöht die Wirksamkeit von natürlichen Killerzellen und zytotoxischen T-Lymphozyten. Wer sich vor Viren schützen möchte, benötigt ausreichend Selen.

19 Zink

Das lebenswichtige Spurenelement Zink fristete bis vor wenigen Jahren bedauerlicherweise ein absolutes Schattendasein, obwohl es zu den drei defizitärsten Elementen in der menschlichen Ernährung zählt. Ständig wurde über die wichtige Wirkung von Jod, Eisen oder Selen berichtet und über Vitamin C oder E geschrieben, aber es blieb den Menschen lange verborgen, dass gerade Zink als Bestandteil vieler Enzyme eine besondere Bedeutung für den gesamten Organismus hat. Zink ist besonders wichtig für die Abwehrkräfte. Es wirkt direkt gegen verschiedene Viren, indem es sie sozusagen aus dem Körper heraushält. Es kommt also nicht zur Infektion. Zink kann beispielsweise die Schwere und Dauer einer Erkältung deutlich reduzieren und das ist durch viele Studien eindeutig nachgewiesen. Auch bei schwerwiegenderen virusbedingten Erkrankungen hat Zink wichtige Effekte als Viruskiller. Jeder, der ein optimales Abwehrsystem haben möchte oder muss, ist auf einen optimalen Zinkspiegel im Körper angewiesen.

Erwachsene benötigen laut nationalen und internationalen Empfehlungen jeden Tag 10–15 mg Zink. Um eine optimale Abwehrkraft zu erreichen, ist es sinnvoll, 25–30 mg Zink täglich aufzunehmen. Eine hohe Dosierung ergibt keinen Sinn. Zink wird aus pflanzlichen Lebensmitteln schlechter aufgenommen als aus tierischen. Die folgenden Lebensmittel sind wahre Zinkbomben: Austern, Hefe, Leber und Fleisch (von Rind und Schwein), Cashewkerne, Emmentaler Käse und Eigelb.

Wenn Sie über die Nahrung nicht ausreichend Zink aufnehmen können oder wollen, dann verwenden Sie Zinkpräparate aus der Apotheke oder aus dem Drogeriemarkt. Achten Sie darauf, dass Sie nur zu Zinkpräparaten mit organischen Verbindungen greifen, wie Zink-Histidin, Zink-Orotat, Zink-Aspartat oder Zink-Glukonat. Denn diese versorgen den Körper besonders gut. Wissenschaftliche Studien beweisen, dass Zink-Histidin die beste Zink-Bioverfügbarkeit aller Kombinationen aufweist. Ich empfehle allen, die unter Abwehrschwäche leiden, die Einnahme von Zinkpräparaten. Aber nicht zu hoch dosiert. Bei der Auswahl von den besten Präparaten hilft Ihnen Ihr Apotheker.

KILLER-TIPP

Zink kommt in Verbindung mit der Aminosäure Histidin auch in Hühner- oder Rinderbrühe vor. Wahrscheinlich ist das der Grund, warum Fleischbrühe vielen kranken Menschen so gut hilft.

20 Präbiotika

Präbiotika sind nicht verdauliche Nahrungsinhaltsstoffe. Sie gehören meist zur Gruppe der unverdaulichen Ballaststoffe. Sie haben positive Wirkungen auf die Darmflora, indem sie selektiv bestimmte Bakterien, die als Virenkiller wirken, im Darm fördern. Präbiotika sind die Nahrung für die probiotischen Bakterien. Über diesen Mechanismus fördern sie das darmassoziierte Immunsystem und so das gesamte Abwehrsystem des Körpers. Unter den Präbiotika dürften Fruktooligosaccharide und Inulin (beides sind Verbindungen, die aus mehreren Fruktosemolekülen aufgebaut sind) die Substanzen mit der höchsten Wirkung sein. Die genauen Wirkmechanismen sind bei Präbiotika noch nicht bekannt. Sie werden im Dickdarm zu kurzkettigen Fettsäuren fermentiert. Diese Substanzen besitzen ebenfalls positive Eigenschaften und sollen die Entwicklung von Dickdarmkrebs reduzieren.

Es ist wichtig, täglich eine ausreichende Menge Präbiotika aufzunehmen und den gesundheitsförderlichen und virenkillenden Mikroorganismen ausreichend Substrat über Präbiotika wie Oligofruktose anzubieten. Das macht nicht nur die Abwehrkräfte stark, sondern schützt auch vor Magen-Darm-Beschwerden. Präbiotika wie Inulin (Oligofruktose) sind zum Beispiel reichlich in Topinambur, Zichorien, Artischocken und Löwenzahn enthalten. Ballaststoffe sind wichtig, da sie nicht nur Einfluss auf die Verdauung und den Stoffwechsel nehmen, sondern auch auf die Darmflora. Und mit einer gesunden Darmflora haben Erreger weniger Chancen, eine Viruserkrankung auszulösen. In der Apotheke gibt es Präbiotika-Konzentrate (beispielsweise OMNI-LOGIC (R) FIBRE).

21 Probiotika

Probiotika sind lebende Mikroorganismen, die die Darmflora stärken und so beim Menschen einen gesundheitsförderlichen Effekt haben, sofern sie täglich in ausreichender Menge aufgenommen werden. Das ist mit Lebensmitteln kaum möglich. Dafür sind medizinisch relevante Probiotika aus der Apotheke notwendig und sinnvoll. Aber natürlich können Sie den Effekt durch probiotikahaltige Lebensmittel ergänzen. Probiotika sind sozusagen das Gegenteil von Antibiotika, die Leben zerstören. Wortwörtlich übersetzt heißt das Wort Probiotika »für das Leben«.

Der Darm bildet einen Großteil unseres Abwehrsystems. Man spricht dabei vom darmassoziierten Immunsystem. Wissenschaftler haben herausgefunden, dass mindestens 70 Prozent unserer Abwehrkraft in der Darmflora stecken. Krankheitserreger können eine gesunde Darmflora nicht überwinden und gelangen nicht in den Blutkreislauf. An den Bakterien dieses komplexen Abwehrsystems scheitern auch viele Viren. Die Bakterien der Darmflora sind durch allgemeine Fehlernährung, schädliche Umwelteinflüsse und besonders durch den viel zu häufigen Einsatz von Antibiotika, aber auch durch Zusatzstoffe wie Konservierungsstoffe abwehrschwach. Mediziner sprechen in diesem Zusammenhang von einer Dysbiose, die an einer Veränderung der Bakterienzusammensetzung erkennbar ist.

Die Darmflora lässt sich durch probiotische Milchsäurebakterien leicht zum Immunbooster aufbauen. Probiotische Bakterien sind wichtige Bestandteile einer gesunden Darmflora. Sie sind die effektivsten Kämpfer gegen Viren. Enthalten sind sie in speziellen Joghurts, ungekochtem Sauerkraut, frischem Sauerkrautsaft, Kefir und besonders reichlich in Brottrunk. Nehmen Sie diese Lebensmittel so häufig wie möglich zu sich und sorgen Sie zusätzlich für die ausreichende Aufnahme von Präbiotika (Seite 56), der Spezialnahrung für probiotische Bakterien, damit diese überleben und dauerhaft als Schutzschild gegen krankmachende Erreger dienen können.

Der Effekt von Probiotika als Virenkiller ist wissenschaftlich extrem gut belegt. Es existiert eine umfangreiche Literatur über das antivirale Potenzial von probiotischen Milchsäurebakterien (Laktobazillen; LAB). Diese können ihre Anti-Viruswirkung auf mindestens drei verschiedene Arten ausüben:
- Das Bakterium ist in der Lage, Viren mittels direkter Interaktion zu neutralisieren und diese als Virenkiller wirken zu lassen.
- Das Bakterium produziert antivirale Substanzen, die das Wachstum von Viren hemmen.
- Das Bakterium stimuliert die Aktivität des Immunsystems, wodurch es viralen Krankheitserregern erschwert wird, in den Körper zu gelangen.

Die direkte Interaktion zwischen Laktobazillen und Viren ist die am häufigsten berichtete Form der Virusinaktivierung. In den meisten Fällen geschieht dies über einen absorptiven Prozess oder einen regelrechten Fangmechanismus. In einer Studie konnte gezeigt werden, dass einzelne Milchsäurebakterien (L. paracasei, L. rhamnosus, L. plantarum und L. reuteri) in der Lage sind, bestimmte Viren mittels direktem Kontakt zu neutralisieren. Ein Probiotika-Stamm (Enterococcus faecium) war in der Lage, Influenzaviren zu deaktivieren und das Bakterium Lactobacillus gasseri tat dasselbe mit Herpes-simplex-Typ-2-Viren (HSV-2). Häufig heften sich probiotische Bakterien an die Zelloberflächen des Wirtes (also den menschlichen Zellen), wodurch sie das erste Stadium einer Virusinfektion beeinträchtigen, indem sie das Andocken des Virus an bestimmte Zellrezeptoren unterbinden und dadurch dessen Eindringen in die Zelle verhindern.

Die Produktion inhibitorischer (hemmender) Substanzen kann ebenfalls die Aktivität von Viren einschränken. Von Laktobazillen produziertes Wasserstoffperoxid kann beispielsweise die Vermehrung des HI-Virus dämpfen, während Milchsäure, das Hauptprodukt des Stoffwechsels von Milchsäurebakterien, den pH-Wert senkt und dadurch das Milieu ungünstig macht für Viren wie das humane T-lymphotrope Virus und Herpes simplex. Andere von Probiotika produzierte Moleküle sind in der Lage, die Vermehrung von Viren im Wirt zu unterbinden. Zahlreiche Studien zur antiviralen Wirkung von Bacteriocinen bei viralen Atemwegsinfekten haben ergeben, dass die

Verabreichung von probiotischen Milchsäurebakterien wie Lactobacillus plantarum, Lactobacillus casei und Lactobacillus fermentum, dazu führte, dass die krankmachende Wirkung des Influenzavirus unterdrückt wurde. Inzwischen laufen bereits Studien auf Hochtouren, die die antivirale Wirkung von probiotischen Metaboliten bei der Übertragung des SARS-CoV-2-Virus näher untersuchen. Erste Ergebnisse sind positiv.

Nicht zuletzt kann die antivirale Wirkung von Probiotika auch über die Stimulation des Immunsystems des Menschen erfolgen. Auf diese Weise führte die Gabe von Bifidobacterium adolescentis dazu, dass die Transkription der Messenger-RNA von HPV 16 und somit auch die Proteinsynthese des Virus unterdrückt wurde. Wer auf den Effekt von Probiotika als Viruskiller setzen möchte, ist auf medizinische relevante Probiotika aus der Apotheke angewiesen.

22 RNS-Nukleotide

Hinter diesem Begriff verbergen sich die Grundbausteine der Erbinformation aller Zellen. RNS steht für Ribonukleinsäure. RNS-Nukleotide bestehen aus einer Vielzahl von Purin- und Pyrimidinbasen. Diese sind für den (Neu-)Aufbau von Zellen notwendig – damit auch von Abwehrzellen des menschlichen Körpers. Gerade bei Infektionen werden viele Abwehrzellen benötigt und damit steigt der Bedarf an RNS-Nukleotiden. Immunzellen profitieren in besonders hohem

Ausmaß von der Gabe von RNS-Nukleotiden. Das betrifft insbesondere die zelluläre Immunantwort und äußert sich in einer Steigerung der T-Lymphozyten-Bildung (Immunabwehrzellen). Zudem unterstützt die Nukleotid-Gabe das Wachstum von Dünndarmepithelzellen, sie führt also zu einer gestärkten Darmschleimhaut, was das Eindringen von Bakterien und anderen Erregern erschwert. Eine Vielzahl von Studien belegt, dass RNS-Nukleotide die Antikörperproduktion verbessern. Alle diese Effekte machen RNS-Nukleotide zu einem effektiven Virenkiller.

RNS-Nukleotide sind auch ein wichtiger Bestandteil von speziellen Immunaufbau-Nahrungen, die Patienten auf Intensivstationen oral oder per Sonde verabreicht werden. Natürlicherweise kommen sie reichlich vor in Hefe, Hefeextrakt, Leber und anderen Innereien, Waldpilzen und Brokkoli. Die Einnahme von Nahrungsergänzungsmitteln ist in der Regel nicht erforderlich.

23 Kolostrum

Kolostrum ist immer mehr im Kommen und wird inzwischen sogar als »Anti-Corona-Impfung« beworben. So weit gehen die Effekte sicher nicht – aber Kolostrum kann die Abwehrkräfte steigern. Studien im Zusammenhang mit Corona stehen aber noch aus und Untersuchungsergebnisse in Bezug auf Influenza sind nicht ausreichend aussagekräftig.

Kolostrum, auch Biest- oder Vormilch, ist die Erstmilch für Säugetiere, die produziert wird, um das Neugeborene in den ersten Tagen nach der Geburt optimal zu ernähren und zu schützen. Biestmilch hat einen hohen Eiweißgehalt. Sie ist reich an Enzymen, Vitaminen, Mineralstoffen und Wachstumsfaktoren. Die enthaltenen Aminosäuren und Antikörper machen das Abwehrsystem stark im Kampf gegen Krankheitserreger. Nicht nur Kinder, sondern auch Erwachsene können davon profitieren. Es gibt eine Reihe von wissenschaftlichen Untersuchungen zur Wirkung von Kolostrum. So ist beispielsweise der Effekt auf die Immunglobuline eindeutig nachgewiesen. In Studien ist auch beschrieben, dass Kolostrum sogar einen gewissen Schutz vor Grippe liefern kann – aber natürlich nur zusammen mit anderen Virenkillern und einer gesunden Lebensführung. Zudem ist wissenschaftlich nachgewiesen, dass es die Wundheilung sowie die Regeneration der Darmschleimhaut fördert. Trotz dieser zahlreichen positiven Wirkungen wird Biestmilch nach wie vor eher in der Naturheilkunde als in der Schulmedizin eingesetzt.

Die Milchverordnung in Deutschland sieht vor, dass Kolostrum als Milch oder als Erzeugnis auf Milchbasis nicht in Verkehr gebracht werden darf. Es kommt demnach nicht natürlich in Lebensmitteln vor. Als diätetisches Lebensmittel oder ähnliches ist es jedoch zugelassen. Für die Kolostrum-Produkte, die in Apotheken oder Reformhäusern angeboten werden, wird oftmals Biestmilch von Kühen verwendet. Kolostrum gehört zu den relativ wenigen Viruskillern in diesem

Buch, die als Nahrungsergänzungsmittel oder Diätetikum gekauft werden müssen. Bitte besprechen Sie die Einnahme von Kolostrum mit Ihrem Heilpraktiker oder Facharzt für Naturheilkunde. Menschen mit einer Milcheiweißallergie oder Milchzuckerunverträglichkeit (Laktose-Intoleranz) dürfen Kolostrum nicht verwenden, sondern sollten auf andere Virenkiller zurückgreifen.

24 Bierhefe

Bierhefe klingt einfach sehr simpel und viele können sich nicht vorstellen, dass sie ein effektiver Virenkiller ist. Sie gehört zu den einzelligen Pilzen (Hefepilzen) und kommt überall um uns herum vor. Benötigt wird sie vor allem in der Bierherstellung, wo sie nach der Produktion abgefiltert wird und sozusagen als Abfallprodukt übrig bleibt. Somit enthält normales Bier relativ wenig Bierhefe. Lediglich ungefiltertes (naturtrübes) Bier besitzt noch größere Mengen davon und ist daher sozusagen auch »gesünder« als normales gefiltertes Bier. Bierhefe ist als Schönheitsprodukt bekannt, da es viele Vitamine enthält, die für das Wachstum und die Festigkeit von Haaren, Haut und Fingernägeln sorgen. Aber sie kann noch viel mehr: Sie ist kalorienarm und praktisch fett- und zuckerfrei. Dafür ist sie aber reich an Ballaststoffen und vielen Vitaminen und Mineralstoffen.

Schon die weltbekannten Naturheiler wie Hildegard von Bingen, Pfarrer Sebastian Kneipp und Paracelsus kannten die enormen Heilkräfte, die in den kleinen Hefezellen stecken. Seit Jahrhunderten wird die Bierhefe daher erfolgreich in der Naturheilkunde und Volksmedizin eingesetzt. Auch in der Schulmedizin findet sie neuerdings Einzug. Bierhefe ist ein wirksamer Virenkiller, da sie eine Vielzahl von für das Immunsystem wichtigen Stoffen besitzt. Sie enthält unter anderem wichtige Aminosäuren in größerer Konzentration. Zudem kommen verschiedene B-Vitamine, Vitamin E, Eisen und Zink sowie Beta-Glukane in beachtlicher Menge vor. Die enthaltenen Substanzen regen unter anderem die Bildung von weißen Blutkörperchen und Antikörpern an. Die Abwehrkräfte des gesamten Körpers werden nachweislich gestärkt.

Machen Sie Bierhefe zu einem Bestandteil Ihrer täglichen Ernährung, indem Sie sie in Joghurt, Müsli, Kompott oder Frucht- bzw. Gemüsesaft einrühren. Auch Salate und Gemüsegerichte mit Hefeflocken schmecken wunderbar würzig. Wenn Sie täglich 3–5 Teelöffel einnehmen, versorgen Sie Ihren Organis-

KILLER-TIPP

Bierhefe ist das wohl preiswerteste und gesündeste natürliche Nahrungsergänzungsmittel überhaupt. Sie erhalten es als Hefeflocken im Lebensmittelhandel, im Reformhaus, der Drogerie oder in der Apotheke.

mus optimal mit vielen Mikronährstoffen. Das beugt virusbedingten Krankheiten vor oder hilft bei der raschen Linderung einer bestehenden Virusinfektion. Sie werden also seltener krank und schneller wieder gesund.

25 Chili

Bei Chili denken die meisten an eine scharfe Küche und nicht an die Abwehr von Viren. Aber was hat die Schärfe von Lebensmitteln mit dem Immunsystem zu tun? Eine ganze Menge – denn scharfe Lebensmittel stärken die Abwehrkräfte. Wie bzw. warum wirken Chilischoten und Co. abwehrstärkend? Scharfe Gewürze enthalten Capsaicin – ein Stoff, der die Durchblutung fördert. Dieser Mechanismus hilft, beispielsweise eine Erkältung abzuwehren, aber auch bei der Abwehr von bereits in den Körper eingedrungenen Erregern. Viele Substanzen in scharfen Lebensmitteln wirken antiviral oder sie helfen bei der Produktion von Abwehrzellen. Nicht nur Chilischoten wirken als Viruskiller. Ähnliche Effekte haben auch Pfefferkörner, Paprikapulver und natürlich Senf. Wer also ein gutes Immunsystem haben möchte, sollte Salz einsparen und viele Kräuter und scharfe Gewürze verwenden. Oder probieren Sie doch zwischendurch mal ein Bonbon mit dem Scharfstoff Capsaicin – ein Geschmackserlebnis der ganz besonderen Art.

26 Gelée Royale

Gelée Royale wird auch Weiselfuttersaft oder Bienenköniginnenfuttersaft genannt. Es ist ein Gemisch aus Honig, Pollen und Sekreten, der Futtersaft- und Oberkieferdrüse der Arbeiterinnen eines Bienenvolks. Diese Mischung ist ausschließlich für die Königin und Bienenlarven in ihren ersten Tagen vorgesehen. Gelée Royale ist also nicht nur das royale Mahl für die Bienenkönigin, sondern auch ein echter Virenkiller für den Menschen. Es trägt zur allgemeinen Steigerung des Immunsystems bei.

Die Gewinnung von Gelée Royale ist schwierig sowie mit hohem Aufwand und auch Stress für die Bienen verbunden. Ein Bienenvolk kann während einer Saison etwa 500 g Gelée Royale produzieren.

Das energiereiche Gelée Royale enthält Kohlenhydrate wie Frucht- und Traubenzucker, daneben viele wertvolle Proteine, aber wenig Fett. Zudem ist es reich an B-Vitaminen und Spurenelementen. Ein wichtiger Stoff im Gelée Royale ist Neopterin, ein Botenstoff, der im Immunsystem eine wichtige Rolle spielt. Gelée-Royale-Produkte erhalten Sie im Reformhaus. Verwendung findet Gelée Royale vor allem in Kosmetikprodukten und Nahrungsergänzungsmitteln. Lassen Sie sich beraten, wenn Sie Gelée Royale als Virenkiller einnehmen möchten.

27 Hagebutte

Die meisten Menschen kennen Hagebutten als Hagebuttentee. Aber es gibt viel mehr: Hagebuttensaft, Hagebuttenkonfitüre, getrocknete Hagebutten. Die roten Früchtchen enthalten extrem viel Vitamin C – eine Substanz, die auch als Ascorbinsäure bekannt ist – und dieses Vitamin schützt den gesamten Organismus vor den schädlichen und krebserregenden Effekten von freien Radikalen. Vitamin C (Seite 35) ist außerdem ein potenter Virenkiller. Hagebutten schmecken aromatisch, liefern eine sinnvolle Vitalstoff-Kombination in moderater Dosierung mit einer hohen Bioverfügbarkeit der enthaltenen Nährstoffe. Das Vitamin C aus Hagebutten stammt aus einem natürlichen Umfeld und ist damit besser als ein rein chemisches Vitamin-C-Konzentrat. Damit sind sie den meisten künstlichen Nahrungsergänzungsmitteln deutlich überlegen. Besonders hochwertig sind Hagebutten-Konzentrate, die im Reformhaus erhältlich sind und beispielsweise in Joghurt, Obstsalat oder Rote Grütze, Müsli oder Kompott eingerührt werden können.

28 Hühnerei

Noch immer ist das Hühnerei als Cholesterinbombe bekannt, obwohl vom Eidotter, das reichlich Cholesterin enthält, keine Herz-Kreislauf-Gefahr ausgeht. Studien beweisen das nachdrücklich. In Wirklichkeit senkt das im Eidotter enthaltene Lecithin den Cholesterinspiegel.

Aber zurück zum Stellenwert von Hühnereiern als Viruskiller. Durch die Cholesterindiskussion geht verloren, dass Eier die wertvollsten Lebensmittel überhaupt sind – zusammen mit Milch, Algen, Keimlingen und Hülsenfrüchten. Eier sind reich an wertvollen Vitaminen und Mineralstoffen. Das Hühnerei ist ein ganz besonderer Virenkiller, denn Eier beinhalten hochwertiges Eiweiß. Für das Abwehrsystem unseres Körpers sind Proteine und deren Grundbausteine – die Aminosäuren – von großer Wichtigkeit. Eier enthalten auch die wertvollen mehrfach ungesättigten Fettsäuren, die für unser Abwehrsystem so wichtig sind.

1 mittelgroßes Hühnerei deckt
- über 10 Prozent des Eiweißbedarfs
- 10 Prozent des Zinkbedarfs
- 8 Prozent des Eisenbedarfs
- 40 Prozent des Vitamin-E-Bedarfs
- 28 Prozent des Biotin-Bedarfs
- 33 Prozent des Vitamin-B_{12}-Bedarfs
- 20 Prozent des Vitamin-D-Bedarfs

Gönnen Sie sich also mit gutem Gewissen täglich Ihr Frühstücksei. Es fördert die Abwehrkräfte und versorgt den Körper mit Vitaminen und Mineralstoffen. Täglich 1–2 Eier sind gesund und nicht bedenklich. Diabetiker sollten nach aktueller Studienlage nicht mehr als 1 Ei täglich zu sich nehmen. Grundsätzlich aber ohne Speck, Sahne oder in Butter zubereitet. Das macht die positiven Effekte von Eiern wieder zunichte.

29 Sanddorn

Sanddorn enthält viele Inhaltsstoffe, die als Virenkiller wirken, z. B. Vitamine und Gerbstoffe. Ganz besonders hoch sind der Vitamin-C-Gehalt und die Verfügbarkeit des Vitamins für den menschlichen Körper. Die Frucht stärkt das Immunsystem und hilft dem Organismus, Erreger effektiv abzuwehren. Sanddornbeeren sind, wie Hagebutten und das daraus gewonnene Konzentrat, vielen künstlichen Nahrungsergänzungsmitteln überlegen. Wer sich wirkungsvoll vor einer Virenerkrankung schützen möchte, sollte täglich Sanddornsaft, -konfitüre oder Sanddornmark aufnehmen. Sanddornprodukte gibt es im Reformhaus oder der Apotheke.

Das Produkt ist ein leckerer und gesunder Bestandteil für die süße und deftige Küche. Es kann in frischen oder gekochten Speisen verwendet werden. Seien Sie kreativ und bringen Sie mehr Sanddorn in Ihre »Anti-virale Küche«.

30 Zistrose

Zu den effektivsten Virenkillern – sowohl zur Vorbeugung als auch zur Therapie – gehört die in Südeuropa beheimatete zart rosa blühende Cistus-incanus-Pflanze. Noch ist die Zistrose und deren Wirkung in Deutschland nicht so bekannt. Dabei machte sie bereits im Jahr 1999 besonders von sich reden, als sie zur »Pflanze Europas« ausgezeichnet wurde.

Das Harz in den Blättern der Zistrose wirkt vor allem gegen Viren. Die enthaltenen Polyphenole binden die Erkältungsviren, sodass sie nicht mehr in die Zellen eindringen können. Wenn die Viren durch die Zistrosen-Polyphenole verändert werden und sie nicht in die Zellen gelangen, können sie sich dort auch nicht vermehren. Der Ausbruch von virusbedingten Erkältungskrankheiten wird verhindert. Arzneimittel wie Cystus-052-Extrakte wurden in der Vergangenheit mehrfach in Studien gegen Coronaviren getestet.

Neben den antiviralen Effekten werden der Zistrose weitere Heilwirkungen zugeschrieben: Zistrosen wirken antibakteriell, antioxidativ, entzündungshemmend, schleimlösend, pilzhemmend und allgemein immunstärkend.

Es ist sinnvoll, regelmäßig Zistrosen-Tee zu trinken. Wer das macht, erkrankt seltener an einem grippalen Infekt und wenn es zur Infektion gekommen ist, klingt dieser schneller wieder ab. Ich empfehle auch ein traditionelles zugelassenes pflanzliches Arzneimittel (Cystus Pandalis Lutschtabletten). Gegebenenfalls können auch andere Zistrosen-Präparate aus der Apotheke verwendet werden. Lassen Sie sich von Ihrem Apotheker beraten, denn es gibt große Unterschiede.

31 Brottrunk

Das flüssige Lebensmittel Brottrunk wurde von Bäckermeister Wilhelm Kanne entwickelt. Brottrunk wird aus extra dafür gebackenem Vollkornsauerteigbrot gewonnen. Das Brot wird aus biologisch angebautem Weizen, Roggen, Hafer, Wasser, Steinsalz und hauseigenem Natursauerteig hergestellt und anschließend mit Wasser vergoren.

Brottrunk zählt zu den probiotischen Lebensmitteln (Seite 57). Es enthält die hochwirksamen Milchsäurebakterien Lactobacillus reuteri sowie probiotische Hefen (Hefezellen). Dazu enthält er noch eine Vielzahl von gesunden Mikronährstoffen und anderen Vitalstoffen, die als Virenkiller wirken. Die Milchsäurebakterien aus dem Brottrunk siedeln sich zusammen mit den Hefen in der Darmflora des Dickdarms an und bilden einen wichtigen Bestandteil der körpereigenen Abwehr. Im Gegensatz zu speziellen probiotischen Produkten wie z. B. Joghurt hat Brottrunk einige Vorteile: Die Milchsäurebakterien sind natürlicherweise enthalten und müssen nicht extra zugesetzt werden. Brottrunk ist frei von jeglichen künstlichen Zusatzstoffen, die in speziellen probiotischen Joghurts oft vorkommen. Diese sind zwar gesundheitlich unbedenklich, aber auch nicht gesundheitsförderlich. Außerdem ist Brottrunk kalorienarm (nur 6 kcal/100 g), fettfrei, natriumarm und enthält keinen (Milch-)Zucker. Der Trunk wird in der Regel hervorragend vertragen, Allergien sind nicht bekannt. Neben Milchsäurebakterien und probiotischen Hefen enthält

Brottrunk auch noch die Vitamine A, B_1, B_2, B_6, B_{12}, C, D und E sowie Biotin, Niacin, Folsäure, Pantothensäure, die Mineralstoffe Zink, Eisen und Magnesium, wertvolle Aminosäuren und zahlreiche Enzyme – alles Stoffe, die ebenfalls als Virenkiller wirken können.

Angeboten wird Brottrunk unter anderem im Drogeriemarkt. Versuchen Sie, dieses Lebensmittel so oft wie möglich in Ihren Speiseplan einzubauen. Wenn Sie den säuerlichen Geschmack des puren Getränks nicht so gerne mögen, können Sie ihn beispielsweise mit Wasser verdünnen oder mit frisch gepresstem Saft mischen.

32 Kefir

Kefir soll der Grund dafür sein, dass die Menschen in Bulgarien und anderen Ländern, die häufig Kefir verzehren, besonders alt werden. Dafür scheint in erster Linie die probiotische Wirkung des sauren Milchprodukts verantwortlich zu sein. Kefir baut das darmassoziierte Immunsystem auf und ist damit für das gesamte Abwehrsystem des Körpers von Bedeutung. Der weltberühmte russische Mikrobiologe und Nobelpreisträger Illja Iljitsch Metschnikow war davon überzeugt, dass Kefir das Leben verlängert. Es ist sinnvoll, jeden Tag 1–2 Gläser Kefir aufzunehmen. Bitte wählen Sie grundsätzlich eine fettarme Variante aus und verzichten Sie auf gesüßte Produkte. Kefir gibt es im Kühlregal von praktisch jedem Supermarkt. Schon 100 ml Kefir pro Tag tragen entscheidend dazu bei, dass wir den Bedarf wichtiger Nährstoffe decken können.

Das Getränk enthält eine optimale Kombination an probiotischen Milchsäurebakterien, die noch durch Essigsäurebakterien und Hefen, wertvolle Vitamine und Mineralstoffe ergänzt werden:

- Vitamin A
- Vitamin B_1
- Vitamin B_2
- Vitamin B_6
- Vitamin B_{12}
- Vitamin D
- Folsäure
- Niacin
- Kalzium
- Eisen
- Iod
- Magnesium

Kefir ist ein Immunbooster und Virenkiller, der in Influenza- und Corona-Pandemie-Zeiten immer auf dem Speiseplan stehen sollte. Wichtig ist, dass die meisten Menschen, die keinen Milchzucker (Laktose) vertragen, trotzdem Kefir trinken können, ohne Beschwerden zu entwickeln.

33 Grüner Tee

Dass Grüner Tee gesund ist, wissen schon viele. Aber er wirkt auch als Virenkiller. Zu kaum einem Lebens- oder Genussmittel gibt es mehr Studien, die eine gesundheitsförderliche Wirkung eindeutig bestätigen. Dass grüner Tee vor Krebs schützen soll, haben Sie sicherlich schon mal gehört. Durch seine vielen gesundheitsförderlichen Inhaltsstoffe ist er zudem ein effektiver Virenkiller.

Der Tee ist eines der am häufigsten konsumierten Getränke auf der Welt. In Asien wird er in vielen Ländern literweise, in Deutschland, Österreich und der Schweiz leider kaum getrunken. Grüner Tee wird vom gleichen Strauch geerntet wie schwarzer Tee. Aber im Gegensatz zu schwarzem Tee findet beim Grüntee keine Oxidation (Fermentation) statt. Er unterscheidet sich auch im Geschmack, Aroma und in der Farbe.

Der wohl wichtigste Inhaltsstoff ist das Koffein. Aber grüner Tee enthält auch viele sekundäre Pflanzenstoffe. Zu den wichtigen Inhaltsstoffen von Grüntee gehören Catechin und Epigallocatechingallat. Diese Substanz wirkt gegen Viren – auch Grippeviren. Zudem enthält Grüntee auch Vitamin A, Vitamin B_{12} sowie die wertvollen Mineralstoffe Kalzium, Magnesium, Kupfer, Zink und Fluorid. Die enthaltenen Gerbstoffe beruhigen den Magen-Darm-Trakt, der im Rahmen von Erkältungskrankheiten und anderen virusbedingten Erkrankungen sehr oft in Mitleidenschaft gezogen wird.

> **KILLER-TIPP**
>
> Die Virenkiller bleiben nur erhalten, wenn Sie den grünen Tee nicht mit kochendem Wasser zubereiten. Ein Kenner brüht ihn mit 70 Grad heißem Wasser auf.

Wer etwas für sein Immunsystem tun möchte, sollte jeden Tag grünen Tee trinken. Um die Effekte richtig zu nutzen, müssen mindestens 4 Tassen täglich getrunken werden. Dann schützt er nicht nur vor bestimmten Krebsarten und optimiert den Blutzuckerspiegel, sondern macht Sie auch abwehrstark. Achten Sie auf die Qualität und kaufen Sie grünen Tee im Reformhaus oder Teehandel und lassen Sie sich ausführlich beraten. Guter Grüntee ist verhältnismäßig teuer und niemals aromatisiert.

34 Lapacho-Tee

Nicht nur Grüntee ist wichtig für die Gesundheit und insbesondere die Abwehrkräfte des Körpers. Besonders gute Effekte in der Stärkung des Abwehrsystems erzielt auch der Lapacho-Tee.

Die Indianer in Mittel- und Südamerika bezeichnen Lapacho als »Baum des Lebens«. Die innere Rinde wird als Tee zubereitet. Bereits die Inkas haben ihn als Heilmittel sehr geschätzt. In Deutschland wird

Lapacho-Tee von vielen Heilpraktikern empfohlen. Im Gegensatz zu Baldrian-, Johanniskraut- oder Lindenblütentee steht er noch nicht oft auf »Grünen Rezepten« von Medizinern.

Lapacho-Tee besitzt eine Vielzahl von Substanzen, die als Immun-Booster gelten können. Er ist relativ reich an Kalzium, Eisen und enthält auch viele wertvolle Spurenelemente wie Barium, Jod oder Bor. Zu den immunstimulierenden Stoffen gehören unter anderem Lapachol, Naphtochinone, Veratrumsäure und Veratrumaldehyd. Lapacho-Tee enthält Substanzen, die tumorhemmend und antibiotisch wirken.

Der Tee ist im Gegensatz zu schwarzem und grünem Tee koffeinfrei und damit auch als Familiengetränk bestens geeignet. Er schmeckt leicht süßlich, hat eine Vanillenote und ist dem Geschmack von Rotbuschtee sehr ähnlich. Lapacho-Tee sollte nicht täglich getrunken werden. Während oder zum Schutz vor einer Viruserkrankung sind aber täglich 4 Tassen äußerst hilfreich. Das Wasser für die Teezubereitung sollte 40 Grad nicht überschreiten.

35 Viruzide

Viruzide sind Stoffe, die Viren zerstören. Sie verändern dafür beispielsweise die Virushülle (bei Corona-Viren) oder die Erbinformation. Dadurch sind die Viren nicht mehr oder deutlich weniger infektiös. Eine Pilotstudie unter Leitung der renommierten

Wissenschaftler Giovanni Belcaro und Ezio Bombardelli zeigt, dass bestimmte Viruzide die Ausbreitung von SARS-CoV-2 eindämmen können. Nach Auswertung der Ergebnisse zeigte sich, dass die Anwendung der insgesamt einbezogenen fünf Viruzide in den meisten Fällen zu einer deutlichen Reduktion des Virus führte. Das Produkt Phytorelief hatte die längste viruzidale Wirkung (über drei Stunden) aufgrund der verlangsamten Freisetzung der Inhaltsstoffe durch die Verabreichung als Lutschpastille. Der Prozentsatz der positiven Mundtests lag nach dem dreitägigen Einsatz von Phytorelief nur noch bei 9,08 Prozent. Insgesamt kam das Wissenschaftsteam zu dem Ergebnis, dass die beim Test gemachten Beobachtungen auf ein einfaches, kostengünstiges Modell hinweisen. Für die Allgemeinheit könnten die Viruzide nach Einschätzung der Wissenschaftler zur Begrenzung der Ausbreitung des Virus von Nutzen sein.

Im Granatapfel sind pflanzliche Viruzide vorhanden, die in Kombination mit Süßholz, Ingwer und Kurkuma bei viermal täglicher Anwendung als Lutschtablette (beispielsweise Phytorelief) positive Wirkungen als Virenkiller haben können.

36 Spermidin

Spermidin ist ein sogenanntes biogenes Polyamin, das in allen lebenden Organismen vorkommt und mit dem Wachstum von Zellen verbunden ist. Der menschliche Körper enthält immer Spermidin. Die natürliche Substanz aktiviert die Autophagie von neuartigen Coronaviren. Autophagie bedeutet, dass sich Zellen selbst abbauen und verwerten. Spermidin ist in der Lage dafür zu sorgen, dass sich SARS-CoV-2 abbauen und damit unschädlich machen. Mit dem Alter nimmt die Produktion und Aktivität von Spermidin beim Menschen in der Regel ab. Die Forschungen zu Spermidin als Autophagie-Booster gegen SARS-CoV-2 stehen noch am Anfang.

Der Chefvirologe der Charité, Universitätsmedizin Berlin, Prof. Dr. Christian Drosten konnte im Zellversuch zeigen, dass menschliche Lungenzellen, die mit SARS-CoV-2 infiziert sind, durch Spermidin in die Selbstzerstörung getrieben werden. 85 Prozent der Viren zerstörten sich selbst. Interessant ist auch, dass von Corona infizierte Zellen einen niedrigen Spermidinspiegel aufweisen. Das Team um Professor Drosten konnte auch zeigen, dass mit Spermidin behandelte Zellen vor einer Infektion geschützt sind. Spermidin könnte einen Stellenwert in der Prophylaxe und Therapie von COVID-19 haben und grundsätzlich zur Vorbeugung empfehlenswert sein.

Spermidinreiche Lebensmittel:
Weizenkeime (24,3 g/100 g), reifer Käse (10,0 g/100 g), Pilze (8,8 g/100 g), grüne Erbsen (6,5 g/100 g), Birnen (5,3 g/100 g), gekochte Sojabohnen (5,1 g/100 g), Brokkoli (3,6 g/100 g), Blumenkohl (3,0 g/100 g).

> **KILLER-TIPP**
>
> Täglich Weizenkeime zu verzehren erscheint sinnvoll und daher sind sie auch in den optimalen Virenkiller-Tag (Seite 100) eingebaut.

37 Cannabis

Wissenschaftler gehen davon aus, dass einige Cannabis-Inhaltsstoffe die Fähigkeit besitzen, das neuartige Coronavirus zu verringern und nicht in die Zellen der Lunge gelangen lassen. Die Forscher Igor und Olga Kovalchuk von der Universität Lethbridge (Alberta, Kanada) konnten zeigen, dass die von ihnen entwickelten Cannabis-Stämme das Eindringen von SARS-CoV-2 in den menschlichen Körper, insbesondere die Lunge, wirksam verhindert. Das Virus dockt an einem sogenannten Rezeptor an. Danach kann es in die Wirtszelle (beispielsweise eine Zelle der Lunge) eindringen. Scheinbar verändern bestimmte Cannabioide diese Rezeptoren (ACE2-Spiegel verringert sich). Dadurch ist die Lunge weniger anfällig für SARS-CoV-2. Das Infektionsrisiko vermindert sich und das Virus kann nicht eindringen. Der renommierte Wissenschaftler Kovalchuck betont, dass Cannabidiol eine sichere Ergänzung der COVID-19-Therapie sein kann. Auch der Einsatz von Cannabis-Inhaltsstoffen in der Vorbeugung von Infektionen erscheint sinnvoll. In Cannabis stecken echte Viruskiller-Qualitäten.

Natürlich sind weitere Forschungsvorhaben sinnvoll und notwendig. Ich empfehle CBD-Loges (enthält pro Tropfen 1,55 mg Cannabidiol) aus der Apotheke. Lassen Sie sich von Ihrem Arzt und Apotheker beraten.

38 Normales Gewicht

Dass Übergewicht und starkes Übergewicht (Adipositas) Menschen krank und depressiv macht, ist wissenschaftlich bestens belegt. Zudem leiden übergewichtige Menschen häufiger unter Osteoporose als normalgewichtige. Das Körpergewicht steht auch im Zusammenhang mit unserem Immunsystem. Die Empfehlung der Wissenschaft ist klar: Menschen mit Übergewicht und besonders mit Adipositas sollten in der Corona-Pandemie zusätzliche Maßnahmen ergreifen, um sich vor einer Ansteckung mit SARS-CoV-2 zu schützen.

Die Erklärung, warum Übergewicht und Adipositas ein Risiko darstellen, ist leicht zu erläutern. Auf dem Lungengewebe eines übergewichtigen oder adipösen Menschen lastet ein erheblich höherer Druck als bei einer normalgewichtigen Person. Deshalb müssen Menschen, die zu schwer sind, deutlich mehr Atemarbeit leisten, um ihren Körper mit ausreichend Sauerstoff versorgen zu können. Zudem leiden übergewichtige und adipöse Menschen häufig an Folgeerkrankungen ihres zu hohen Gewichts. Besonders Asthma ist in der Kombination mit Adipositas und Covid-19 gefährlich. Französische Wissenschaft-

Von Masken bis Autogenem Training

🗲 KILLER-TIPP

Der Body-Mass-Index sollte zwischen 20 und 25 liegen, bei älteren Menschen (ab 65 Jahre) erlauben Experten auch einen BMI von 26 oder 27. Ideal ist eine Ernährungsweise, die zwischen 1400 und 1600 Kilokalorien am Tag enthält. Meiden Sie Fast Food, Süßigkeiten, Zucker, sehr fettreiche Speisen und bevorzugen Sie ballaststoffreiche Lebensmittel wie Frischobst, Gemüse, Pilze, Hülsenfrüchte. Würzen Sie mit Kräutern und nicht zu viel Salz. Um ausreichend Eiweiß aufzunehmen, ist es wichtig, täglich mageres Fleisch, Fisch und Milchprodukte zu verzehren. Wenn Sie auf Fleisch verzichten möchten, können Sie auf proteinreiche pflanzliche Lebensmittel wie Sojaprodukte zurückgreifen. Wenn Sie abnehmen möchten, lassen Sie sich von Diätassistenten beraten. Die Kosten übernehmen die Krankenkassen. Wichtig ist, dass Sie Ihr Ernährungsverhalten langfristig umstellen und Crashdiäten oder Fasten grundsätzlich nicht durchführen. Auch während der Gewichtsreduktion benötigt Ihr Körper ausreichend Virenkiller. Besprechen Sie mit Ihrem Arzt, ob die Einnahme von Präparaten, die Ihre Ernährungsumstellung begleiten soll, sinnvoll ist. Optimal ist es auch, sich mehr zu bewegen und negativen Stress zu reduzieren.

ler haben analysiert, ob es einen Zusammenhang zwischen Übergewicht und dem Krankheitsverlauf gibt. Und tatsächlich war der Anteil der Patienten, die mittels Intubation künstlich beatmet werden mussten, auffallend häufig stark übergewichtig. 85 Menschen waren es, die unter Narkose beatmet werden mussten – und 56 Prozent davon hatten einen Body-Mass-Index (BMI) von über 30, weitere 35 Prozent waren extrem fettleibig mit einem BMI von über 35. »Die Notwendigkeit für eine Beatmung stieg graduell mit dem Body-Mass-Index an, bis sie bei Menschen mit einem BMI von mehr als 35 einen Anteil von 90 Prozent erreichte. Damit demonstrieren unsere Daten einen deutlichen Zusammenhang von Adipositas und der Schwere von Covid-19«, so der Studienleiter Arthur Simonnet.

39 Hygiene

Um Infektionen zu vermeiden, sollten Sie regelmäßig lüften und Orte meiden, die nicht gut gelüftet sind. Dazu gehören oftmals Restaurants oder Fitness-Center. Ich gehe nur ins Fitness-Center, wenn alle Fenster und Türen geöffnet sind. In Restaurants ist es optimal, am geöffneten Fenster oder draußen zu sitzen. Meiden Sie Räume, die herkömmliche Klimageräte ohne spezielle Hepafilter haben. Klimageräte, welche die Luft nur umwälzen, können zu Infektionen führen. Und natürlich sollten Sie niemanden umarmen, küssen oder per Handschlag begrüßen. So schützen Sie sich sehr gut.

40 Desinfektion

Außerordentlich effektive Virenkiller sind Desinfektionsmittel. Bestimmte Viren haben eine durch Desinfektionsmittel beeinflussbare Hülle. Sie zerstören diese und damit das Virus. Desinfektionsmittel sind in der Lage, Viren und Bakterien so zu verändern, dass sie nicht mehr zur Infektion führen können. Mit Desinfektionsmitteln lassen sich Flächen und natürlich die Hände desinfizieren. Dazu sollten aber ausschließlich Mittel mit nachgewiesener Wirksamkeit und dem Wirkungsbereich »begrenzt viruzid« (wirksam gegen behüllte Viren) angewendet werden. Mittel mit erweitertem Wirkbereich gegen Viren wie »begrenzt viruzid PLUS« oder »viruzid« können ebenfalls verwendet werden. Das Robert Koch-Institut führt eine Liste mit geprüften und anerkannten Desinfektionsmittel- und -verfahren (siehe Serviceteil, Seite 106). Es darf aber nicht übersehen werden, dass Normalverbraucher und Gesunde keine Desinfektionsmittel benötigen, da das Waschen der Hände mit Seife und warmem Wasser ausreichend ist. Beim ausreichend langen und gründlichen Händewaschen (Seite 84) werden auch Grippe- und Corona-Viren hinreichend zerstört. Trotzdem sollte jeder Mensch ein effektives Desinfektionsmittel zu Hause haben und auch immer mitnehmen, um sich schützen zu können.

41 Händewaschen

Eine der wichtigsten Maßnahmen gegen Schmierinfektionen ist das Händewaschen. Händewaschen ist ähnlich effektiv wie Desinfektionsmittel. Unsere Hände sind bei vielen Infektionskrankheiten – beispielsweise Corona-Infektionen – starke Überträger von Krankheitserregern wie Viren. Hände kommen besonders häufig mit Viren in Kontakt. Besonders wichtig ist es, dass man sich ausschließlich mit gewaschenen Händen ins Gesicht (an die Nase, an den Mund oder die Augen) fassen sollte. Dann kann es nicht zur Übertragung von Viren von den Händen auf die Schleimhäute kommen.

Waschen Sie sich regelmäßig für mindestens 30 Sekunden die Hände bis zum Handgelenk mit Seife. Händewaschen ohne Seife ist nicht ausreichend. Aber mit warmem und heißem Wasser löst sich die Seife rascher und beim Händewaschen geht es in erster Linie um die Wirkung der Seife. Händewaschen unterbricht den Übertragungsweg. Wenn Sie überhaupt keine Möglichkeit haben, sich die Hände zu waschen, dürfen Sie keinesfalls in Ihr Gesicht fassen.

Für den Notfall sollten Sie immer ein Desinfektionsmittel dabei haben, damit sie nie in die Verlegenheit kommen, sich und andere beispielsweise beim Händeschütteln zu infizieren. Handschuhe – auch medizinische – können nicht sicher vor Viren schützen. In vielen Fällen sind die Handschuhe durchlässig und beim Ausziehen kann man viele Fehler machen,

> **KILLER-TIPP**
>
> Die Temperatur des Wassers ist beim Händewaschen nicht entscheidend. Im Endeffekt ist kaltes Wasser genauso effektiv wie warmes oder heißes Wasser. Die Seife ist der Virenkiller.

sodass es zu schwerwiegenden Infektionen kommen kann. Händewaschen ist viel effektiver als Handschuhe zu tragen.

42 Masken/Mund-Nasen-Schutz

Das Tragen von Masken in Corona-Zeiten ist ein Akt der Solidarität. Wir schützen damit ältere und vorerkrankte Menschen und in gewissem Maße auch uns selbst. Dass Masken vor SARS-CoV-2 schützen, zeigt uns aber auch, dass sie generell vor der Ausbreitung von Viren schützen können, die über die Atemwege erfolgen. Ein eng anliegender medizinischer Mund-Nasen-Schutz, der nur einen Tag getragen wird, ist dafür empfehlenswert. Die Verwendung ersetzt aber andere wichtige Maßnahmen wie z. B. Handhygiene (Seite 84) oder Abstandhalten (Seite 87) nicht, sondern ergänzt diese.

Es gibt verschiedene Maskentypen: den selbstgenähten Mundschutz (auch Alltagsmaske genannt), den medizinischen Mund-Nasenschutz (der aus mehreren

Lagen besteht) und die FFP-Masken (Filtering Face Piece).

Aus Gründen der Sicherheit sollten Sie möglichst medizinischen Mund-Nasen-Schutz oder FFP-Masken tragen, da diese am besten schützen. Natürlich sollen Einmal-Masken auch nur einmal getragen werden. Wenn alle Menschen immer einen medizinischen Mund-Nasen-Schutz in der Öffentlichkeit tragen würden, gäbe es wahrscheinlich weltweit kaum noch COVID-19-Erkrankungen. Studien zeigen, dass medizinischer Mund-Nasen-Schutz, der optimal getragen wird, auch dem Eigenschutz dient. Die sogenannten FFP-Masken gewährleisten einen noch besseren Schutz, denn sie schützen auch den Träger. Sie sind besonders für Menschen wichtig, die als medizinisches Personal oder Helfer in direktem Kontakt mit (potenziell) Infizierten stehen oder zu Risikogruppen gehören. Für uns sind sie sicher sinnvoll und wahrscheinlich sogar notwendig bei längeren Fahrten in Bussen, Zügen, im Flugzeug oder im Kino.

Die verschiedenen Schutzklassen:
- FFP1: ungiftige Stäube, Rauchpartikel
- FFP2: ungiftige Stäube, Rauchpartikel, krebserregende Stoffe und Aerosole
- FFP3: ungiftige Stäube, Rauchpartikel, krebserregende Stoffe, Viren, Bakterien, Pilzsporen, radioaktive Stoffe, Aerosole

FFP-Masken und auch Mund-Nasen-Schutzmasken sind also ein wichtiger Bestandteil Ihrer persönlichen

Ausrüstung zum Schutz vor Coronaviren und anderen möglichen Erregern.

43 Distanz

Viren können über verschiedene Wege übertragen werden. Über die Luft, über das Wasser, über das Blut oder über Nahrungsmittel. Influenza und neuartige Corona-Viren werden insbesondere über die Luft im Rahmen von sogenannten Tröpfchen-Infektionen übertragen. Daher ist Distanz sehr wichtig, denn sie ist – wie die Quarantäne (Seite 90) oder das Händewaschen (Seite 84) – ein extrem guter Schutz vor Viren.

Beim Atmen, Sprechen, Schreien, Singen, Husten oder Niesen stoßen mit SARS-CoV-2 infizierte Menschen – auch wenn Sie keine oder nur geringe Symptome haben – Coronaviren aus. Sie können im Speichel, Nasensekret und kleinen oder feinsten Tröpfchen stecken. Besonders gefährlich sind die feinsten Tröpfchen, die auch als Aerosole bezeichnet werden. Diese schweben oft über Stunden in der Luft und können sich sehr weit – sicher über 8 m oder auch mehr – verbreiten. Daher ist das Tragen eines eng anliegenden medizinischen Mund-Nasen-Schutzes (Seite 85) notwendig, wenn Sie in der Öffentlichkeit unterwegs sind. Aber auch dieser stellt noch keinen optimalen Schutz dar.

In jedem Falle sollten Sie Personen, die nicht zu ihrem täglichen Umfeld gehören, nur mit Abstand begegnen. In der Öffentlichkeit wird in der Regel eine Distanz von 1,5 m (im Umkreis) vorgegeben. Optimal wären 2 m oder mehr. Daher ist auch der Besuch von Kinos, Konzertsälen oder Theatern so problematisch. Dort ist diese Distanz nicht leicht zu erreichen. Bei geringen Distanzen kann es rasch zu Infektionen kommen, was sich beispielsweise in der Fleischwarenindustrie gezeigt hat.

44 Antikörper

Normalerweise benötigt unser Immunsystem mindestens 1–2 Wochen, um Antikörper gegen Viren zu bilden. Ist das Immunsystem geschwächt oder liegt bereits eine Infektion – beispielsweise Virushepatitis, COVID-19 oder Influenza – vor, hat sich das Virus bereits im Körper weit verbreitet, bis die Antikörper gegensteuern können. Unser Körper bildet Antikörper gegen Viren, wenn er mit diesen in Kontakt kommt. Diese bildet er auch nach Impfungen. Oder man verabreicht die Antikörper als Therapie direkt nach der Diagnose einer Infektion. Es ist eine sehr gute Alternative oder Ergänzung zur Therapie, wenn der Arzt beispielsweise bei einer Infektion mit SARS-CoV-2 Antikörper gegen das Coronavirus verabreicht und so die Ausbreitung des Virus hemmt und die Heilung fördert. Dieser hochinteressante Therapieansatz ist ein Baustein einer innovativen Corona-Therapie.

Die Gabe von Antikörpern wird auch als Heil- oder Passivimpfung bezeichnet.

Wenn die Antikörper rechtzeitig gegeben werden, kann sich das Virus nicht ausbreiten. Besonders weit in der Entwicklung solcher Antikörper ist das Biotech-Unternehmen YUMAB in Braunschweig. Die Firma arbeitet mit Hochdruck an der Entwicklung virusabwehrender menschlicher Antikörper. Diese werden von genesenen Patienten gewonnen und davon gibt es in Deutschland inzwischen sehr viele. In einem Interview sagte YUMAB-Chef Dr. Thomas Schirrmann: »Wir schätzen, dass wir mit unseren Partnern erste Studien am Menschen schon im frühen Herbst durchführen können«. Die Antikörper hemmen direkt das Coronavirus. Die Wirkung ist mit der eines Antibiotikums im Kampf gegen bakterielle Erreger zu vergleichen. Schirrmann geht davon aus, dass die Gabe von Antikörpern bei COVID-19 wirkt. Andere Viruserkrankungen wurden bereits erfolgreich mit biotechnisch gewonnenen Antikörpern behandelt. YUMAB wird die Antikörper biotechnologisch gewinnen. Noch 2020

KILLER-TIPP

Antibiotika wirken übrigens nicht gegen Viren. Deswegen ist die Antibiotikagabe, die in Deutschland jeden Tag hunderttausendfach bei Viren-Erkrankungen wie der Erkältung, aber auch der Influenza verordnet wird, unsinnig.

werden Studien an Menschen durchgeführt werden, um die Zulassung zu erreichen.

45 Quarantäne

Die Quarantäne gehört zu den wichtigsten Maßnahmen, um das extrem ansteckende Virus SARS-CoV-2 an der Ausbreitung zu hindern. Grundsätzlich bedeutet sie eine befristete, behördlich angeordnete Isolierung von Menschen, Tieren oder Pflanzen, die verdächtig sind, an bestimmten Infektionskrankheiten erkrankt oder Überträger dieser Krankheiten zu sein. Angeordnet wird sie vom jeweiligen Gesundheitsamt, sie darf unter keinen Umständen unterbrochen werden.

Derzeit müssen sich alle Menschen in Quarantäne begeben, die unter einer SARS-CoV-2-Infektion leiden, eine gesicherte COVID-19-Diagnose haben oder die unter Verdacht einer Infektion stehen. Auch leicht erkrankte Patienten ohne Risikofaktoren für Komplikationen (z. B. Immunsuppression, relevante chronische Grunderkrankungen, hohes Alter) können bei Gewährleistung einer ambulanten Betreuung durch einen behandelnden Arzt sowie im Austausch mit dem zuständigen Gesundheitsamt bis zur vollständigen Genesung im häuslichen Umfeld behandelt werden.

46 Heilpflanzen

Neben den klassischen Virenkillern gibt es eine Reihe von Heilkräutern, die die Abwehrkräfte entscheidend fördern können. Diese Produkte sind in der Regel in der Apotheke oder dem Reformhaus erhältlich. Halten Sie sich an die Empfehlungen Ihres Apothekers und beachten Sie die Packungshinweise.

Um die Schutzkraft der Heilpflanzen zu steigern, werden oftmals verschiedene pflanzliche Mittel kombiniert, was sehr sinnvoll ist. Etliche Pflanzen enthalten antivirale Wirkstoffe. Einer der berühmtesten Virenkiller ist der Sonnenhut (Echinacea purpurea). Diese uralte indianische Heilpflanze steigert nachweislich die Abwehrkraft gegen Viren. Zubereitungen auf der Basis von Echinacea können therapeutisch oder vorbeugend eingenommen werden.

- Heilpflanzen mit antiviralen Eigenschaften: Umckaloabo (Pelargonium sidoides), Echinacea und Wasserdost
- Heilpflanzen mit immunmodulierenden Eigenschaften: Taigawurzel, Ginseng und Johanniskraut

Sinnvoll können auch einfache physikalische Maßnahmen wie zum Beispiel Nasenspülungen mit isotonischer Kochsalzlösung sein, die die Nasenschleimhaut stärkt, sowie Nasensalben, die Viren daran hindern, auf der Nasenschleimhaut zu landen und die dann zu einer Infektion führen.

47 Impfen

Die Impfung ist der beste Virenkiller. Leider gibt es nicht gegen alle virenbedingten Erkrankungen eine Impfung. Impfungen sollen Infektionskrankheiten vorbeugen, sie dienen nicht der Behandlung. Ziel ist es, Menschen vor Infektionskrankheiten, die durch Viren hervorgerufen werden, zu schützen. Besonders bekannt ist die Grippe-Schutzimpfung. Sie aktiviert das Immunsystem gegen den potenziellen Erreger (beispielsweise Influenza-Viren). Durch die Impfung kann das Immunsystem Antikörper bilden und auf eine Infektion sehr rasch reagieren. Daraus folgt, dass eine Infektionskrankheit abgewehrt wird oder (deutlich) abgeschwächt abläuft. In der Regel schützen Impfungen nicht dauerhaft, sondern müssen wiederholt werden.

Alle führenden Corona-Forscher raten dringend zu einer Impfung, sofern Impfstoffe zur Verfügung stehen werden. Bei den gängigen Impfungen gibt es nur

KILLER-TIPP

Auch durch die jährliche Grippe-Schutzimpfung ist ein guter Schutz zu erwarten. Die Kosten werden von vielen Krankenkassen und auch Arbeitgebern übernommen. Es tut nicht weh, ist praktisch ohne Nebenwirkungen und kann Leben retten.

außerordentlich wenig Nebenwirkungen, Todesfälle praktisch überhaupt nicht. Werden diese nicht durchgeführt, kommt es bei Infektionen zu massiven Schäden und vielen Todesfällen.

Weltweit sind momentan mindestens 175 Impfstoffprojekte gegen SARS-CoV-2 angelaufen. Die Weltgesundheitsorganisation zählte 163 Projekte zum Stand 14. Juli 2020. Auch für SARS-CoV-2 umfasst die Entwicklung von Impfstoffen sieben Stufen. Einige davon können parallel ablaufen. Momentan sind verschiedene Impfstoffe in der Forschung und erreichen sogar schon die Phase III. Aber daraus kann sicher nicht abgeleitet werden, dass die Corona-Pandemie bald keine Rolle mehr spielt und die Viruserkrankung keine (Lebens-)Gefahr mehr darstellt.

Deutschland zählt international zu den Ländern mit besonders vielen Projekten für Impfstoffe gegen Covid-19. In Deutschland sind CureVac in Tübingen, BioNTech in Mainz, Leukocare in Planegg, Prime Vector Technologies (PVT) in Tübingen, ARTES Biotechnology in Langenfeld/Rheinland, das Deutsche Zentrum für Infektionsforschung in Braunschweig und andere in der SARS-CoV-2-Impfforschung tätig. Wenn ein Impfstoff gegen SARS-CoV-2 Infektionen zugelassen ist, können Sie sich kostenlos impfen lassen.

48 Schlafen

Schlafhygiene ist für die Abwehrkräfte besonders wichtig. Schlafen beseitigt nicht nur Müdigkeit und erholt den ganzen Organismus, sondern ist auch wichtig für den Stoffwechsel und die Gewichtsregulation. Sogar das Immunsystem wird vom Schlafen entscheidend beeinflusst, wie wissenschaftliche Untersuchungen beweisen.

»Schlaf' dich gesund«, wird oft empfohlen. Dies drückt die alte Volksweisheit aus, dass Schlaf bei vielen Erkrankungen die Heilung unterstützt. Warum dies so ist, ist wissenschaftlich erforscht: Gerade die Funktionen des Immunsystems werden durch ausreichende Ruhephasen in einem stressigen Alltag und vor allem durch altersentsprechend ausreichenden Schlaf gefördert. Dies liegt einfach an einer Umverteilung von Ressourcen im Körper: Bei einer Belastung des Körpers (zum Beispiel bei Infektionsgefahr oder einer Erkältung) kann sich das Immunsystem bei Ruhe besser erholen und seine Kräfte sammeln, das heißt zum Beispiel Abwehrstoffe bilden, denn bei Stress schüttet der Körper das körpereigene Hormon Kortisol aus, das immunsuppressiv wirkt.

Das bedeutet: Schlaf ist eine Voraussetzung für eine verbesserte Abwehr (Vorbeugung), aber auch Element jeder Infektionsbehandlung (Therapie). Wer also nicht an einem grippalen Infekt erkranken möchte, sollte möglichst immer 6–8 Stunden schlafen. Und wenn es dann zu einer Infektion gekommen ist, gehört man noch länger ins Bett. Wer täglich ausreichend schläft, lebt gesünder.

49 Entspannung und Stressabbau

Stress kann sich positiv und negativ auswirken. Der meiste Stress, der unser Leben bestimmt, ist leider nicht positiv und gesundheitsförderlich. Er macht uns anfällig für Krankheiten und lässt uns auch durch Viren häufiger krank werden. Somit stärken auch Maßnahmen, die Stress einschränken, die Abwehrkräfte des Körpers.

Stress ist grundsätzlich eine natürliche Verhaltensweise unseres Organismus, die dem Körper ermöglicht, auf äußere Einflüsse angemessen zu reagieren. Aber heutzutage gibt es so viele Stressoren, dass unser Körper darauf nicht gesund eingestellt ist. Und das macht uns krank. Bluthochdruck, Übergewicht, Migräne, Rückenschmerzen, das Burn-out-Syndrom und eine Vielzahl weiterer akuter und chronischer Störungen sind auch – oder teilweise sogar alleinig – auf übermäßigen Stress (auch Dysstress genannt) zurückzuführen.

Stress macht den menschlichen Körper kraftlos. Und natürlich nimmt er auch Einfluss auf unser Immunsystem. Unsere Abwehrkräfte gehen zurück, sie sind zu schwach im Kampf gegen Viren.

> ### 🗲 KILLER-TIPP
>
> Seien Sie offen für Neues. Falls Sie noch keine Erfahrungen mit Entspannungsmethoden haben, besuchen Sie doch mal einen Kurs. Gemeinsam mit anderen macht Entspannen noch mehr Spaß. Manche Kurse werden sogar von Krankenkassen übernommen. Nachfragen lohnt sich.

Es ist von entscheidender Bedeutung, sich erst einmal darüber bewusst zu werden, ob und wie sehr gestresst man ist. Dafür ist es wichtig, dass Sie auf Ihre innere Stimme hören, denn diese sagt uns theoretisch viel. Hören Sie nicht nur darauf, was Ihr Chef, Ihre Kollegin oder Ihr Partner reden, sondern hören Sie ganz besonders auf Ihren eigenen Körper. Achten Sie auf Ihr Bauchgefühl, auf Ihre innere Stimme.

Menschen, die gut auf sich achten, sich wohlfühlen und entspannt sind, sind wenig gestresst und haben bessere Abwehrkräfte. Aber wie kann sich ein Körper entstressen und so Energie für ein intaktes Immunsystem tanken? Da gibt es zahlreiche Möglichkeiten.

Autogenes Training, Progressive Muskelentspannung (PMR) nach Jacobson und Yoga sind besonders dazu geeignet, zu entschleunigen und die Entspannung zu fördern. Das ist natürlich nicht zu erreichen, wenn man einmal im Jahr autogenes Training betreibt.

Hier geht es vielmehr um die Regelmäßigkeit und Langfristigkeit. Für jeden Menschen sieht Entspannung und Stressabbau anders aus. Manche Menschen malen, andere hören klassische Musik, wieder andere meditieren. Vielleicht müssen Sie verschiedene Wege ausprobieren. Aber mit Sicherheit werden Sie bald die passende Methode für sich entdecken.

Am besten ist es, wenn Sie jeden Tag 20 Minuten für die Entspannung nutzen. Bei der richtigen Zeiteinteilung finden Sie in Ihrem Tagesplan ausreichend Zeit dafür. Und wenn die Zeit doch einmal knapp ist, kann schon eine Atemübung helfen, Stress abzubauen.

Entspannungsmethoden machen übrigens nicht nur die Abwehrkräfte stark, sie beugen auch Herz-Kreislauf-Erkrankungen, Migräne und Kopfschmerzen, Rücken- und Nackenschmerzen sowie Übergewicht und Schlafproblemen vor.

50 Sport und Bewegung

Sport kann die Abwehrkräfte steigern, wenn Sie es nicht übertreiben. Hochleistungssport kann die Abwehrkräfte geradezu einschränken. Regelmäßige – also tägliche – Alltagsbewegung und Sport (Kraft- und Ausdauersport) sind nicht nur wichtig für das Herz-Kreislauf-System, den Stoffwechsel und den Muskelaufbau, sondern verbessern auch nachweislich die Abwehrkräfte. Sie sind also ausgesprochen gut geeignet, wenn es um die Vorbeugung von Infektionen geht.

Wer ein gut funktionierendes Immunsystem haben möchte, braucht viel Bewegung im Alltag. Gehen Sie regelmäßig draußen spazieren, fahren Sie mit dem Fahrrad statt mit dem Auto und steigen Sie Treppen, statt den Aufzug zu benutzen. So werden die Fresszellen funktionstüchtiger und reagieren schneller auf Erreger. Anzahl und Kraft natürlicher Killerzellen steigen durch mäßiges Training ebenfalls an.

Zu viel Sport ist allerdings kontraproduktiv. Der Grund: Bei extremer körperlicher Belastung kommt es im Muskelgewebe zu kleinen Verletzungen, sogenannten Mikroläsionen. Zellmüll entsteht und das bedeutet Mehrarbeit und eine höhere Beanspruchung

KILLER-TIPP

Wenn es bereits zu einer virusbedingten Erkrankung gekommen ist, sollte im akuten Stadium grundsätzlich kein Sport getrieben und auch sonstige übertriebene Bewegung vermieden werden. Bei einer Überlastung durch Sport bei einer bestehenden virusbedingten Erkrankung kann es zu schwerwiegenden körperlichen Komplikationen kommen, die nicht unterschätzt werden sollten. Statt zu joggen, sollten Sie jetzt lieber einen gemütlichen Spaziergang machen.

für das Immunsystem. Denn die Immunabwehr verteidigt den Körper nicht nur gegenüber gefährlichen Krankheitskeimen, sondern sorgt auch dafür, dass verletzte oder alte Körperzellen beseitigt werden. Die Fresszellen werden also mobilisiert, um die beschädigten Muskelzellen »wegzuräumen«. Sie sind mit Reparaturarbeiten im Muskelgewebe überlastet und für die Abwehr von Erregern ist keine Kapazität mehr vorhanden. Durch zu intensive und rasch aufeinanderfolgende Trainingseinheiten ist das Risiko für einen grippalen Infekt somit deutlich erhöht.

Optimal für Ihre Abwehrkräfte ist es, wenn Sie jeden zweiten Tag ins Fitness-Center gehen und sich ein Programm aus 50 Prozent Ausdauersport (beispielsweise Trimmrad oder Laufband) und 50 Prozent Kraftsport an Geräten oder freien Gewichten von einem qualifizierten Trainer zusammenstellen lassen. Kontrollieren Sie Ihren Puls. Dieser sollte eine Frequenz von 130 nicht überschreiten.

Der optimale Virenkiller-Tag

Auf den folgenden Seiten finden Sie Rezeptideen und Anregungen für einen idealen Virenkiller-Tag.

Stellen Sie sich Ihren Essensplan mit einer reichlichen Auswahl an gesund erhaltenden und gesund machenden sowie virenhemmenden Lebensmitteln zusammen. Schützen Sie sich vor Viren mit Händewaschen, eventuell Desinfektion, medizinischem Mund-Nasen-Schutz und Distanz zu anderen Menschen.

Frühstück

- Vollkornmüsli mit Haferflocken oder belegtes Vollkornbrot
- hochwertige Öle in Form von Diät- oder Reformmargarine
- magere Wurst (mit frisch geriebenem Meerrettich) und Käse (mit etwas Tomatenmark)
- hochwertige Konfitüre mit hohem Fruchtanteil (mehr als 60 Prozent)

- 1 Frühstücksei
- Kaffee oder Tee (grün oder schwarz)
- Einnahme eines medizinisch relevanten Probiotikums aus der Apotheke
- 1 Glas Abwehrdrink: 1 TL Bierhefe, 50ml Kefir, 50ml Brottrunk, 1 EL Weizenkeime, 1 TL Propolis, 100ml frisch gepresster Grapefruitsaft, 1 EL Deutscher Bienenhonig, ¼ TL frisch geriebener Ingwer

Zwischendurch

- reichlich Mineralwasser mit Ingwer und Limettensaft
- frische Früchte

Mittagessen

- wahlweise Rindfleisch (ca. 3-mal pro Woche), Seefisch (ca. 2-mal pro Woche) oder fleischfreien Eintopf bzw. Auflauf (ca. 2-mal pro Woche), zubereitet mit hochwertigen Pflanzenölen (beispielsweise Walnuss-, Lein- oder Rapsöl)
- reichlich rohes und gedünstetes Gemüse, mit frischen Kräutern, Gewürzen und gegebenenfalls Knoblauch und Meerrettich abgeschmeckt
- frische Früchte
- 1 Becher probiotischer Joghurt ohne Zucker und mit wenig Fett (angereichert mit einem TL Bierhefe, einem TL Deutschem Bienenhonig und 1 EL Sanddorn- oder Hagebuttenmark sowie 1 EL Weizenkeime)
- Einnahme eines medizinisch relevanten Probiotikums aus der Apotheke

- 1 Glas Abwehrdrink: 1 TL Bierhefe, 50ml Kefir, 50ml Brottrunk, 1 TL Hagebuttenmark, 1 TL Sanddornmark, 100ml frisch gepresster Orangensaft, 1 EL Deutscher Bienenhonig, ¼ TL frisch geriebener Ingwer

Zwischendurch

- frische Früchte oder probiotischer Joghurt
- 1 Handvoll Nüsse oder Samen wie Pistazien, Mandeln oder Walnüsse
- grüner oder schwarzer Tee mit etwas Limettensaft

Abendessen

- Hafer-Vollkornbrot mit Diät- oder Reformmargarine
- reichlich Rohkost in Form von Salaten mit hochwertigen Ölen (wie Raps-, Lein- oder Nussöl) für das Salatdressing und mit frischen Kräutern, Gewürzen und gegebenenfalls Knoblauch und Meerrettich abgeschmeckt
- frische Früchte
- Ingwer- oder Lapacho-Tee
- 1 Glas Gemüsesaft wie beispielsweise Tomaten-, Möhren-, Sauerkrautsaft oder gemischte Gemüsesäfte (ohne Salzzusatz), mit 1 EL Weizenkeimen und 3 Blättern Gelatine (zuvor in warmem Wasser eingeweicht und ausgedrückt; sofort trinken, sonst geliert das Getränk)
- Einnahme eines medizinisch relevanten Probiotikums aus der Apotheke

Über den Tag verteilt

- Mindestens 2 Liter trinken. Optimal sind Wasser, Mineralwasser, Früchte- und Kräutertee sowie stark verdünnte (Obst- und Gemüse-)Säfte
- Ausreichend Bewegung und Entspannung
  - ein 15–30-minütiger Spaziergang an der frischen Luft in optimaler Bekleidung
  - möglichst Hände und Gesicht der Sonne aussetzen, um die Vitamin-D-Produktion zu ermöglichen
  - ca. 30 Min. Ausdauer- und Kraftsport (15 Min. Ausdauersport, 10 Min. Pause und danach 7,5 Min. Kraftsport, 10 Min. Pause und danach nochmals 7,5 Min. Kraftsport), alle 2 Tage
  - 20 Min. Entspannungsübungen, beispielsweise Autogenes Training, Progressive Muskelentspannung oder Yoga

Service

Empfohlene Literatur

DGE, ÖGE, SGE, D.A.CH – Referenzwerte für die Nährstoffzufuhr

EU Register on nutrition and health claims

Frohme, Gabriele: **Corona. Wie Sie die psychischen Herausforderungen meistern,** TRIAS Verlag 2020

Müller, S.-D.: **Corona-Infektion effektiv vermeiden,** Horn Verlag 2020

Müller, S.-D.: **Zink it up,** Mainz Verlag 2020

Müller, S.-D.: **Die 50 besten Entzündungskiller. Stille Entzündungen besiegen,** TRIAS Verlag 2019

Niemann, Dr. Peter: **Die Anti-Entzündungs-Strategie. Wie Sie gesund 100 Jahre alt werden,** TRIAS Verlag 2019

Verwendete Literatur

Al Kassaa I., Hober D., Hamze M. et al.: (2014) **Antiviral potential of lactic acid bacteria and their bacteriocins.** Probiotics Antimicrob Proteins 6: 177–185

Al Kassaa I., Hober D., Hamze M. et al.: (2015) **Vaginal Lactobacillus gasseri CMUL57 can inhibit herpes simplex type 2 but not Coxsackievirus B4E2.** ArchMicrobiol 197: 657–664

Anwar F., Altayb HN., Al-Abbasi FA. et al.: (2020) **Antiviral effects of probiotic metabolites on COVID-19.** J Biomol Struct Dyn 2020: 1–10

Bermudez-Brito M., Plaza-Diaz J., Munoz-Quezada S. et al.: (2012) **Probiotic mechanisms of action.** Ann NutrMetab 61: 160–174

Boge T., Remigy M., Vaudaine S. et al.: (2009) **A probiotic fermented dairy drink improves antibody response to influenza vaccination in the elderly in two randomised controlled trials.** Vaccine 27: 5677–5684

Cha MK., Lee DK., An HM. et al.: (2012) **Antiviral activity of Bifidobacterium adolescentis SPM1005-A on human papillomavirus type 16.** BMC Med 10: 72–77

Conti C., Malacrino C., Mastromarino P.: (2009) **Inhibition of herpes simplex virus type 2 by vaginal lactobacilli.** J Physiol Pharmacol 6: 19–26

Li GL., Jiang W., Xia Q. et al.: (2010) **HPV E6 downregulation and apoptosis induction of human cervical cancer cells by a novel lipid-soluble extract (PE) from Pinellia pedatisecta Schott in vitro.** J Ethnopharmacol 132: 56–64

Maeda N., Nakamura R., Hirose Y. et al.: (2009) **Oral administration of heat-killed Lactobacillus plantarum L-137 enhances protection against influenza virus infection by stimulation of type I interferon production in mice.** Int Immunopharmacol 9: 1122–1125

Martin LS., McDougal JS., Loskoski SL.: (1985) **Disinfection and inactivation of the human lymphotropic virus type III/lymphadenopathy associated virus.** J Infect Dis 152: 400–403

Martin V., Maldonado A., Fernandez L. et al.: (2010) **Inhibition of human immunodeficiency virus type 1 by lactic acid bacteria from human breastmilk.** Breastfeed Med 5: 153–158

Mastromarino P., Cacciotti F., Masci A. et al.: (2011) **Antiviral activity of Lactobacillus brevis towards herpes simplex virus type 2: role of cell wall associated components.** Anaerobe 17: 334–336

Olivares M., Diaz-Ropero MP., Sierra S. et al.: (2007) **Oral intake of Lactobacillus fermentum CECT5716 enhances the effects of influenza vaccination.** Nutrition 23: 254–260

Tuyama AC., Cheshenko N., Carlucci MJ. et al.: (2006) **Acidform inactivates herpes simplex virus and prevents genital herpes in a mouse model: optimal candidate for microbicide combinations.** J Infect Dis 194: 795–803

Varyukhina S., Freitas M., Bardin S. et al.: (2012) **Glycanmodifying bacteria-derived soluble factors from Bacteroides thetaiotaomicron and Lactobacillus casei inhibit rotavirus infection in human intestinal cells.** Microbes Infect 14: 273–278

Wachsman MB., Castilla V., De Ruiz Holgado AP. et al.: (2003) **Enterocin CRL35 inhibits late stages of HSV-1 and HSV-2 replication in vitro.** Antivir Res 58: 17–24

Woodman CB., Collins S., Winter H. et al.: (2001) **Natural history of cervical human papillomavirus infection in young women: a longitudinal cohort study.** Lancet 357: 1831–1836

https://www.aerzteblatt.de/nachrichten/109534/Chinesische-Forscher-befuerchten-schon-im-Maerz-2019-neues-Coronavirus

https://www.diabetologie-online.de/a/ernaehrungs-medizin-experten-interview-ernaehrung-in-zeiten-von-corona-2198706

https://dash.harvard.edu/handle/1/42669767

https://www.biorxiv.org/content/10.1101/2020.04.15.997254v1

https://www.preprints.org/manuscript/202004.0315/v1

https://pubmed.ncbi.nlm.nih.gov/19515245

https://www.yumab.com/wp-content/uploads/2020/06/2008_PI_-_YUMAB_gr_ndet_CORAT_Therapeutics_zur_Entwicklung_von_Covid-19_Medikament_2020.06.16-1.pdf

https://foodandnutrition-research.net/index.php/fnr/article/view/595

https://medclinres.org/pdfs/2020/virucidals-control-the-presence-of-covid-in-mouth-saliva-mcr-20.pdf

Wichtige Institutionen und Internetadressen

PhDr. Sven-David Müller, MSc.
Medizinjournalist und
Gesundheitspublizist
Fasanenstraße 8
38102 Braunschweig
https://www.svendavidmueller.de
sdm@svendavidmueller.de

Robert Koch-Institut (RKI)
Nordufer 20
13353 Berlin
https://www.rki.de

Liste der Desinfektionsmittel – kann kostenlos abgerufen werden: https://www.rki.de/DE/Content/Infekt/Krankenhaushygiene/Desinfektionsmittel/Downloads/BGBl_60_2017_Desinfektionsmittelliste.pdf?__blob=publicationFile
info@rki.de
Telefon: 030 18754 0 (Zentrale)

Deutsches Kompetenzzentrum Gesundheitsförderung und Diätetik e.V.
https://www.dkgd.de

Gesellschaft für angewandte Vitaminforschung e.V. (GVF)
https://www.vitaminforschung.org

Gesellschaft für Mineralstoffe und Spurenelemente
https://www.gmsev.org

Initiative Zink
https://www.initiative-zink.de

Deutsche Gesellschaft für Immunologie e.V.
https://www.dgfi.org
https://www.immunologie.de

Deutsche Gesellschaft für Mukosale Immunologie und Mikrobiom
https://www.dgmim.de

Dr. Pandalis
https://www.pandalis.de

Institut Allergosan
https://www.allergosan.com

AID Infodienst für Ernährung, Landwirtschaft und Verbraucherschutz
https://www.aid.de

Akademie für Darmgesundheit
https://www.darmakademie.com

Leibniz-Institut DSMZ-Deutsche Sammlung für Mikroorganismen und Zellkulturen
https://www.dsmz.de

Deutsche Gesellschaft für Probiotische Medizin
https://deprom.org

Österreichische Gesellschaft für probiotische Medizin
https://oeprom.org

Antikörper gegen SARS-CoV-2 – YUMAB
https://www.yumab.com

Helmholtzzentrum für Infektionsforschung
https://www.bundesgesundheitsministerium.de/coronavirus.html

Liebe Leserin, lieber Leser,

hat Ihnen dieses Buch weitergeholfen? Für Anregungen, Kritik, aber auch für Lob sind wir offen. So können wir in Zukunft noch besser auf Ihre Wünsche eingehen. Schreiben Sie uns, denn Ihre Meinung zählt!

Ihr TRIAS Verlag

Kontakt:
kundenservice.thieme.de

Lektorat TRIAS Verlag
Postfach 30 05 04
70445 Stuttgart

Besuchen Sie uns auf facebook
www.facebook.com/trias.tut.mir.gut

Besuchen Sie uns auf facebook
www.facebook.com/mama.mag.trias

Folgen Sie uns auf Instagram
www.instagram.com/trias_verlag

Lassen Sie sich inspirieren
www.pinterest.com/triasverlag

Abonnieren Sie unsere Newsletter:
www.trias-verlag.de/newsletter

Impressum

Bibliografische Information der Deutsche Nationalbibliothek
Die Deutsche Nationalbibliothek verzeichnet diese Publikation in der Deutschen Nationalbibliografie; detaillierte bibliografische Daten sind im Internet über http://dnb.d-nb.de abrufbar.

Programmplanung: Uta Spieldiener
Projektmanagement: Anja Bippus
Redaktion: Gabriele Gaßmann
Bildredaktion: Christoph Frick

Umschlaggestaltung: Thieme Group
Layout: CYCLUS · Visuelle Kommunikation, Stuttgart

Bildnachweis
Umschlagfoto und Bild S. 3: The cover image was composed by Thieme using following images: lime © Iurii Kachkovskyi/stock.adobe.com, berries © kolesnikovserg/stock.adobe.com
Bild S. 6: berries © kolesnikovserg/stock.adobe.com, lime © Yeti Studio/stock.adobe.com
Autorenfoto: privat

1. Auflage 2021

© 2021. Thieme. All rights reserved.
TRIAS Verlag in Georg Thieme Verlag KG
Rüdigerstraße 14, 70469 Stuttgart, Germany
www.trias-verlag.de

Printed in Germany

Satz und Repro: Reemers Publishing Services GmbH
gesetzt in Adobe Indesign CC 2020
Druck: AZ Druck- und Datentechnik, Kempten
Gedruckt auf chlorfrei gebleichtem Papier

ISBN 978-3-432-11399-9
Auch erhältlich als E-Book:
eISBN (ePub) 978-3-432-11400-2

1 2 3 4 5 6

Wichtiger Hinweis: Wie jede Wissenschaft ist die Medizin ständigen Entwicklungen unterworfen. Forschung und klinische Erfahrung erweitern unsere Erkenntnisse. Ganz besonders gilt das für die Behandlung und die medikamentöse Therapie. Bei allen in diesem Werk erwähnten Dosierungen oder Applikationen, bei Rezepten und Übungsanleitungen, bei Empfehlungen und Tipps dürfen Sie darauf vertrauen: Autoren, Herausgeber und Verlag haben große Sorgfalt darauf verwandt, dass diese Angaben dem Wissensstand bei Fertigstellung des Werkes entsprechen. Rezepte werden gekocht und ausprobiert. Übungen und Übungsreihen haben sich in der Praxis erfolgreich bewährt.
Eine Garantie kann jedoch nicht übernommen werden. Eine Haftung des Autors, des Verlags oder seiner Beauftragten für Personen-, Sach- oder Vermögensschäden ist ausgeschlossen.
Geschützte Warennamen (Warenzeichen) werden nicht besonders kenntlich gemacht. Aus dem Fehlen eines solchen Hinweises kann also nicht geschlossen werden, dass es sich um einen freien Warennamen handelt. Das Werk, einschließlich aller seiner Teile, ist urheberrechtlich geschützt. Jede Verwertung außerhalb der engen Grenzen des Urheberrechtsgesetzes ist ohne Zustimmung des Verlags unzulässig und strafbar. Das gilt insbesondere für Vervielfältigungen, Übersetzungen, Mikroverfilmungen und die Einspeicherung und Verarbeitung in elektronischen Systemen.
Datenschutz
Wo datenschutzrechtlich erforderlich, wurden die Namen und weitere Daten von Personen redaktionell verändert (Tarnnamen). Dies ist grundsätzlich der Fall bei Patienten, ihren Angehörigen und Freunden, z.T. auch bei weiteren Personen, die z.B. in die Behandlung von Patienten eingebunden sind.

Rundum
fit & entspannt

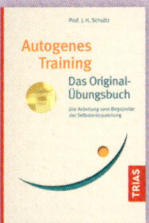

J.H. Schultz
Autogenes Training –
Das Original-Übungsbuch

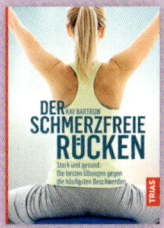

Kay Bartrow
Der schmerzfreie Rücken

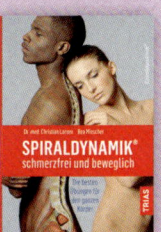

Christian Larsen, Bea Miescher
Spiraldynamik – schmerzfrei
und beweglich

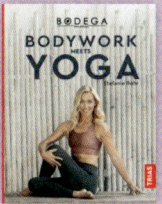

Stefanie Rohr
BODEGA moves® –
Bodywork meets Yoga

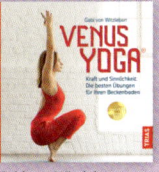

Gabi von Witzleben
Venus-Yoga

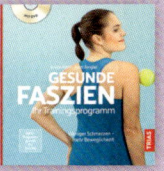

Kristin Adler, Arndt Fengler
Gesunde Faszien –
Ihr Trainingsprogramm

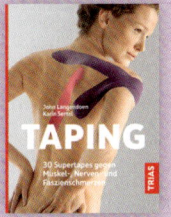

John Langendoen/Karin Sertel
Das Taping-Selbsthilfe-Buch

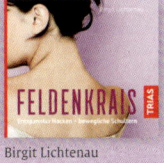

Birgit Lichtenau
Feldenkrais: Entspannter
Nacken – bewegliche
Schultern (Hörbuch)

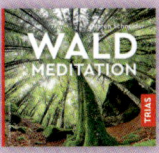

Maren Schneider
Wald-Meditation (Hörbuch)

Auch erhältlich als E-Book!

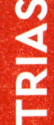 Mehr Bücher finden Sie hier:
www.trias-verlag.de

TRIAS

Rezeptideen für die ganze Familie

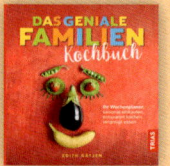
Edith Gätjen
Das geniale Familienkochbuch

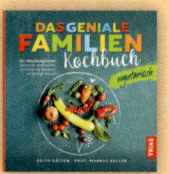
Edith Gätjen
Das geniale Familienkochbuch vegetarisch

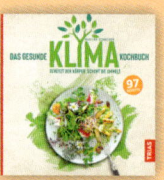
Martina Schneider
Das gesunde Klima-Kochbuch

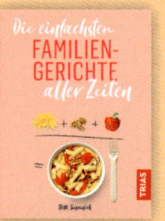
Steffi Sinzenich
Die einfachsten Familiengerichte aller Zeiten

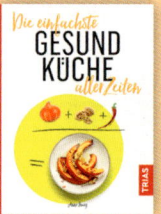
Anne Iburg
Die einfachste Gesund-Küche aller Zeiten

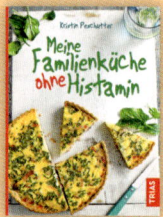
Kristin Peschutter
Meine Familienküche ohne Histamin

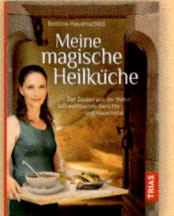
Bettina Hauenschild
Meine magische Heilküche

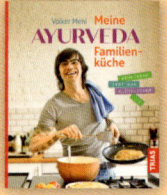
Volker Mehl
Meine Ayurveda-Familienküche

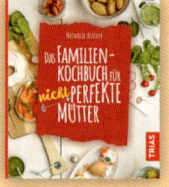
Nathalie Klüver
Das Familienkochbuch für nicht perfekte Mütter

Auch erhältlich als E-Book!

Mehr Bücher finden Sie hier:
www.trias-verlag.de

TRIAS